U0334517

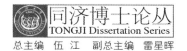

同济博士论丛
TONGJI Dissertation Series
总主编 伍江 副总主编 雷星晖

李 伟 郑军华 著

缺氧诱导小分子RNA
调控肾癌侵袭转移的分析与研究

Hypoxia-induced Small RNA Regulation of Invasion and
Metastasis in Renal Cell Carcinoma

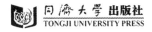

同济大学 出版社
TONGJI UNIVERSITY PRESS

内 容 提 要

本书借助高通量基因表达数据库,使用生物信息学方法,分析肾细胞癌的高通量测序大数据,进而通过 miRNA 芯片技术,分析临床 ccRCC 患者肿瘤与癌旁组织中的 miRNAs,两者交叉验证,筛选出参与肾癌发病过程的 miRNAs,探究其作用机制,最终为检测和治疗肾癌提供新的理论依据,从而促进肾癌的机制研究、临床诊断和治疗。本书适合高校医学专业师生及相关研究人员阅读。

图书在版编目(CIP)数据

缺氧诱导小分子 RNA 调控肾癌侵袭转移的分析与研究 / 李伟,郑军华著. —上海:同济大学出版社,2019.9
(同济博士论丛/伍江总主编)
ISBN 978 - 7 - 5608 - 8761 - 6

Ⅰ. ①缺… Ⅱ. ①李… ②郑… Ⅲ. ①基因表达调控
—应用—肾癌—研究②生物信息论—应用—肾癌—研究
Ⅳ. ①R737.11

中国版本图书馆 CIP 数据核字(2019)第 244878 号

缺氧诱导小分子 RNA 调控肾癌侵袭转移的分析与研究
李 伟 郑军华 著
出 品 人 华春荣 责任编辑 陈红梅 蒋卓文
责任校对 徐春莲 封面设计 陈益平

出版发行 同济大学出版社 www.tongjipress.com.cn
(地址:上海市四平路 1239 号 邮编:200092 电话:021 - 65985622)
经 销 全国各地新华书店、网络书店
排版制作 南京展望文化发展有限公司
印 刷 浙江广育爱多印务有限公司
开 本 787 mm×1092 mm 1/16
印 张 9.75
字 数 195 000
版 次 2019 年 9 月第 1 版 2019 年 9 月第 1 次印刷
书 号 ISBN 978 - 7 - 5608 - 8761 - 6

定 价 70.00 元

"同济博士论丛"编写领导小组

组　　　长：杨贤金　钟志华

副 组 长：伍　江　江　波

成　　　员：方守恩　蔡达峰　马锦明　姜富明　吴志强
　　　　　　徐建平　吕培明　顾祥林　雷星晖

办公室成员：李　兰　华春荣　段存广　姚建中

"同济博士论丛"编辑委员会

袁万城　莫天伟　夏四清　顾　明　顾祥林　钱梦骙
徐　政　徐　鉴　徐立鸿　徐亚伟　凌建明　高乃云
郭忠印　唐子来　阎耀保　黄一如　黄宏伟　黄茂松
戚正武　彭正龙　葛耀君　董德存　蒋昌俊　韩传峰
童小华　曾国荪　楼梦麟　路秉杰　蔡永洁　蔡克峰
薛　雷　霍佳震

秘书组成员：谢永生　赵泽毓　熊磊丽　胡晗欣　卢元姗　蒋卓文

总　序

在同济大学 110 周年华诞之际，喜闻"同济博士论丛"将正式出版发行，倍感欣慰。记得在 100 周年校庆时，我曾以《百年同济，大学对社会的承诺》为题作了演讲，如今看到付梓的"同济博士论丛"，我想这就是大学对社会承诺的一种体现。这 110 部学术著作不仅包含了同济大学近 10 年 100 多位优秀博士研究生的学术科研成果，也展现了同济大学围绕国家战略开展学科建设、发展自我特色，向建设世界一流大学的目标迈出的坚实步伐。

坐落于东海之滨的同济大学，历经 110 年历史风云，承古续今、汇聚东西，秉持"与祖国同行、以科教济世"的理念，发扬自强不息、追求卓越的精神，在复兴中华的征程中同舟共济、砥砺前行，谱写了一幅幅辉煌壮美的篇章。创校至今，同济大学培养了数十万工作在祖国各条战线上的人才，包括人们常提到的贝时璋、李国豪、裘法祖、吴孟超等一批著名教授。正是这些专家学者培养了一代又一代的博士研究生，薪火相传，将同济大学的科学研究和学科建设一步步推向高峰。

大学有其社会责任，她的社会责任就是融入国家的创新体系之中，成为国家创新战略的实践者。党的十八大以来，以习近平同志为核心的党中央高度重视科技创新，对实施创新驱动发展战略作出一系列重大决策部署。党的十八届五中全会把创新发展作为五大发展理念之首，强调创新是引领发展的第一动力，要求充分发挥科技创新在全面创新中的引领作用。要把创新驱动发展作为国家的优先战略，以科技创新为核心带动全面创新，以体制机制改革激发创新活力，以高效率的创新体系支撑高水平的创新型国家建设。作为人才培养和科技创新的重要平台，大学是国家创新体系的重要组成部分。同济大学理当围绕国家战略目标的实现，作出更大的贡献。

大学的根本任务是培养人才，同济大学走出了一条特色鲜明的道路。无论是本科教育、研究生教育，还是这些年摸索总结出的导师制、人才培养特区，"卓越人才培养"的做法取得了很好的成绩。聚焦创新驱动转型发展战略，同济大学推进科研管理体系改革和重大科研基地平台建设。以贯穿人才培养全过程的一流创新创业教育助力创新驱动发展战略，实现创新创业教育的全覆盖，培养具有一流创新力、组织力和行动力的卓越人才。"同济博士论丛"的出版不仅是对同济大学人才培养成果的集中展示，更将进一步推动同济大学围绕国家战略开展学科建设、发展自我特色、明确大学定位、培养创新人才。

面对新形势、新任务、新挑战，我们必须增强忧患意识，扎根中国大地，朝着建设世界一流大学的目标，深化改革，勠力前行！

万　钢

2017 年 5 月

论丛前言

　　承古续今，汇聚东西，百年同济秉持"与祖国同行、以科教济世"的理念，注重人才培养、科学研究、社会服务、文化传承创新和国际合作交流，自强不息，追求卓越。特别是近20年来，同济大学坚持把论文写在祖国的大地上，各学科都培养了一大批博士优秀人才，发表了数以千计的学术研究论文。这些论文不但反映了同济大学培养人才能力和学术研究的水平，而且也促进了学科的发展和国家的建设。多年来，我一直希望能有机会将我们同济大学的优秀博士论文集中整理，分类出版，让更多的读者获得分享。值此同济大学110周年校庆之际，在学校的支持下，"同济博士论丛"得以顺利出版。

　　"同济博士论丛"的出版组织工作启动于2016年9月，计划在同济大学110周年校庆之际出版110部同济大学的优秀博士论文。我们在数千篇博士论文中，聚焦于2005—2016年十多年间的优秀博士学位论文430余篇，经各院系征询，导师和博士积极响应并同意，遴选出近170篇，涵盖了同济的大部分学科：土木工程、城乡规划学（含建筑、风景园林）、海洋科学、交通运输工程、车辆工程、环境科学与工程、数学、材料工程、测绘科学与工程、机械工程、计算机科学与技术、医学、工程管理、哲学等。作为"同济博士论丛"出版工程的开端，在校庆之际首批集中出版110余部，其余也将陆续出版。

　　博士学位论文是反映博士研究生培养质量的重要方面。同济大学一直将立德树人作为根本任务，把培养高素质人才摆在首位，认真探索全面提高博士研究生质量的有效途径和机制。因此，"同济博士论丛"的出版集中展示同济大学博士研究生培养与科研成果,体现对同济大学学术文化的传承。

"同济博士论丛"作为重要的科研文献资源,系统、全面、具体地反映了同济大学各学科专业前沿领域的科研成果和发展状况。它的出版是扩大传播同济科研成果和学术影响力的重要途径。博士论文的研究对象中不少是"国家自然科学基金"等科研基金资助的项目,具有明确的创新性和学术性,具有极高的学术价值,对我国的经济、文化、社会发展具有一定的理论和实践指导意义。

"同济博士论丛"的出版,将会调动同济广大科研人员的积极性,促进多学科学术交流、加速人才的发掘和人才的成长,有助于提高同济在国内外的竞争力,为实现同济大学扎根中国大地,建设世界一流大学的目标愿景做好基础性工作。

虽然同济已经发展成为一所特色鲜明、具有国际影响力的综合性、研究型大学,但与世界一流大学之间仍然存在着一定差距。"同济博士论丛"所反映的学术水平需要不断提高,同时在很短的时间内编辑出版110余部著作,必然存在一些不足之处,恳请广大学者,特别是有关专家提出批评,为提高同济人才培养质量和同济的学科建设提供宝贵意见。

最后感谢研究生院、出版社以及各院系的协作与支持。希望"同济博士论丛"能持续出版,并借助新媒体以电子书、知识库等多种方式呈现,以期成为展现同济学术成果、服务社会的一个可持续的出版品牌。为继续扎根中国大地,培育卓越英才,建设世界一流大学服务。

伍 江

2017 年 5 月

前　言

　　肾细胞癌(Renal Cell Carcinoma，RCC)简称肾癌，是一种起源于肾小管上皮细胞的恶性肿瘤，是我国泌尿系统肿瘤中发病率仅次于膀胱癌的恶性肿瘤，其发病率约占所有肾脏恶性肿瘤的90％，5年生存率约为69％。肾透明细胞癌(clear cell Renal Cell Carcinoma，ccRCC)是肾癌病理分类中最常见的一种，占肾癌的70％～80％。肾癌早期无明显症状，20％～30％的患者在首次就诊时已经发现转移，伴有转移病灶的患者预后极差，进展期肾癌的5年生存率低于10％，中位生存时间仅13个月。目前将肿瘤基因组学、蛋白质组学及生物芯片筛查技术等前沿学科技术，与肿瘤分子标靶研究进行交叉和渗透，是国际上肿瘤靶向药物研究的发展趋势。这也为临床深入了解肾癌生物学行为特性，解析肿瘤的发生、发展机制，发现新的肿瘤分子标靶，研发新的组织特异性靶向性抗肿瘤药物，建立系统的肾癌诊疗体系，都有重要的临床意义。本研究前期借助高通量基因表达数据库(Gene Expression Omnibus，GEO)，生物信息学方法分析肾细胞癌的高通量测序大数据，进而通过miRNA芯片技术分析了临床ccRCC患者肿瘤与癌旁组织中的miRNAs，两者交叉验证，筛选出参与肾癌发病过程的miRNAs，探究其作用机制，最终目的为检测和治疗肾癌提供新的理论依据,从而促进肾癌的机制研究、临床诊断和治疗。

本节的研究方法和内容包括:

(1) GEO 中转移性肾癌高通量测序数据库的生物信息学分析,通过生物信息学和数据挖掘技术对目标数据库进行大规模虚拟筛选。

(2) 运用 miRNA 芯片技术对临床肾透明细胞癌患者的肿瘤与癌旁组织中的 miRNAs 进行表达谱研究,通过"大数据筛选-芯片验证"分析和明确目的基因在肾透明细胞癌组织中的特异性表达,筛选出差异表达 miRNAs 并对其进行生物信息学分析,了解差异表达的 miRNA 可能发挥的生物学作用,确定核心作用的 miRNA 和目的基因。

(3) 采用实时荧光定量 PCR(qRT-PCR)进一步筛选验证基于芯片得到的差异表达 miRNAs 及其靶基因,用免疫蛋白印迹方法验证靶基因的蛋白表达水平,从而验证 miRNA 芯片结果和目的靶基因的表达情况。

(4) 临床分析与基因和蛋白水平研究目的基因 miR-646 与 NOB1 和 SLC4A1 在肾透明细胞癌组织中的表达及相关性。

(5) 构建 miR-646 沉默和过表达的稳转肾癌细胞株 786-0、ACHN 和 Caki-2,分别经过常氧及缺氧培养后,用 realtime PCR 及 Western blot 的方检测转染效率及对靶基因的抑制效率。

(6) 用双荧光素酶报告系统验证常氧及缺氧条件下 miR-646 和靶基因之间的相互作用关系。

(7) MTT 细胞增殖、Transwell 细胞侵袭、软琼脂克隆实验和流式细胞术检测稳转后的肾癌细胞株 786-0、ACHN 和 Caki-2 的细胞功能的变化,体外水平了解 miR-646 对肾癌细胞株血管生成、增殖能力及远处侵袭转移能力的作用。

（8）蛋白芯片检测过表达后的稳转肾癌细胞系 786 - 0 和 ACHN 中远处转移通路 MAPK 中相关蛋白差异表达情况。

（9）利用构建的稳转细胞系 786 - 0 和 ACHN 进行裸鼠成瘤实验，验证过表达和干扰 miR - 646 后，小鼠成瘤性的变化，体内验证 miR - 646 对肿瘤生长的影响。

研究结果有：

（1）借助 GEO 中肾透明细胞癌的高通量测序数据，查询到 GSE781 和 GSE6344 的基因表达数据库，进行基因表达差异性分析，两者共有 104 个相同的差异表达基因，分别把两个数据库中前 250 个差异表达基因进行 IPA 信号通路分析，发掘出 10 个上游的 miRNAs 可能调控这些差异基因的表达。

（2）通过生物信息学分析，发现肿瘤与癌旁组织相比较 MAPK 信号通路、VEGF 信号通路、AFAP1 信号通路、VHL 信号通路、HGF 信号通路、EMT 细胞通路、P53 信号通路、钙离子信号通路、NF - κB 等细胞通路受到差异表达的 miRNA 调控。

（3）通过 miRNA 和靶基因的相互作用网络及功能和 pathway 分析，我们筛选出 miR - 646 在 ccRCC 发生发展及远处转移中起着重要的调控作用，其通过负性调控 NOB1 - SLC4A1/MAPK 通路影响肿瘤细胞的增殖从而抑制的肾癌的发生。

（4）RT - PCR 结果显示，ccRCC 肿瘤组织中 miR - 646 表达水平显著下调，而 NOB1 基因水平显著上调，两者明显负相关。

（5）构建重组质粒 pGL3 - miR646、pGL3 - miR646 - s，其能转染 786 - 0、ACHN 和 Caki - 2 细胞，干扰或过表达 miR - 646 的表达量。成功构建靶基因 pcDNA3.1 - NOB1 及突变载体。

（6）双荧光素酶活性的检测结果提示，miR - 646 直接靶向并调控

NOB1 的表达。

（7）构建的稳转 786－0、ACHN 和 Caki－2 细胞系中，miR－646 均可导致 NOB1 和 SLC4A1 蛋白表达的变化。过表达 miR－646 时，靶基因 NOB1 和 SLC4A1 的蛋白表达水平显著下调；而干扰 miR－646 表达时，靶基因 NOB1 和 SLC4A1 的蛋白表达水平显著上调。

（8）常氧及低氧条件下 786－0 和 ACHN 细胞系中稳转 miR－646 均可以影响细胞增殖能力。过表达 miR－646 时，786－0 和 ACHN 细胞增殖能力下降；干扰 miR－646 时，786－0 和 ACHN 细胞的增殖能力上升，其中 0.5％低氧条件下细胞增殖能力变化最显著。

（9）常氧及低氧条件下 786－0 和 ACHN 细胞系中稳转 miR－646 均可以影响细胞侵袭能力，用 Transwell 方法检测细胞侵袭能力，结果显示过表达 miR－646 时，786－0 和 ACHN 细胞侵袭能力下降；干扰 miR－646 时，786－0 和 ACHN 细胞的侵袭能力上升，其中 0.5％低氧条件下细胞侵袭能力变化最显著。

（10）流式结果显示，786－0 和 ACHN 细胞系中转染 miR－646 可引起细胞凋亡改变，当过表达 miR－646 时，786－0 和 ACHN 细胞凋亡增加；干扰 miR－646 时，786－0 和 ACHN 细胞凋亡减少。

（11）裸鼠成瘤实验在体内水平验证了过表达 miR－646 时，抑制了 786－O 的成瘤性；当干扰 miR－646 时，增强了 786－O 的成瘤性。

（12）体内实验表明，当过表达 miR－646 时，靶基因 NOB1 和 SLC4A1 基因表达水平和蛋白表达水平均抑制；当干扰 miR－646 时，靶基因 NOB1 和 SLC4A1 的基因和蛋白水平均增加。

（13）临床资料显示，高级别肾透明细胞癌中 NOB1 蛋白表达水平较低级别癌明显上升；蛋白芯片结果提示，与癌旁组织相比较，ccRCC 肿瘤组织中 MAPK 通路相关蛋白表达水平上调。

研究结论：

（1）ccRCC 肿瘤与癌旁组织之间存在差异表达的 miRNA，这些差异表达的 miRNA 可能与 ccRCC 的发生发展与远处转移相关。

（2）ccRCC 肿瘤组织中 miR-646 表达较癌旁组织显著下调，目的基因 NOB1 和 SLC4A1 显著上调，两者显著负相关，NOB1 是 miR-646 的直接靶基因。

（3）细胞缺氧条件下会影响 miR-646 的表达，且 miR-646 可以负反馈调控 NOB1 和 SLC4A1 基因。

（4）过表达或干扰 miR-646 可以引起 786-0、ACHN 和 Caki-2 细胞功能的改变，过表达时抑制肾癌细胞增殖，干扰时促进细胞增殖及远处转移的发生。

（5）缺氧影响 miR-646 靶向调控 NOB1→SLC4A1→MAPK 通路，实现对肾癌细胞血管生成、增殖和转移侵袭的影响。

（6）非编码 RNA-646 可以作为潜在的 ccRCC 生物治疗靶点。

目 录

第1章

GEO 中肾透明细胞癌高通量测序数据库的生物信息学分析

1.1 概　　述

肾细胞癌（Renal Cell Carcinoma，RCC）简称肾癌，是泌尿系统常见的恶性肿瘤，仅次于膀胱癌，居第二位，其发病率占成人恶性肿瘤的 $2\%\sim$ 3%，其中肾透明细胞癌（ccRCC）又占到 $70\%\sim80\%$[1,2]。肾癌在世界范围内的发病率和病死率以每 10 年上升 $2\%\sim3\%$ 速度递增[3]。肾癌因其对放化疗耐受及免疫治疗效果不理想的特点，使得外科手术成为现今唯一有效的治疗手段。虽然络氨酸激酶抑制剂等靶向药物的引入，为晚期肾癌患者治疗打开了一扇新的大门，但其效果仅限于有选择性的特定病理类型患者，并且远期大多数患者会产生药物抵抗[4]。因此，深入探究肾癌发生发展的分子机制，发掘新的肿瘤生物标志物，研发新的靶向性抗癌药物，从而寻求更好的肾癌治疗方法显得尤为迫切。

在正常情况下，组织内氧供能够满足细胞代谢的需要，而在肿瘤组织内，肿瘤细胞过快生长，因此造成氧供往往低于细胞生长代谢的需要，从而产生缺氧状态（Hypoxia）[5,6]。根据美国佐治亚大学的最新的一项研究成果显示,体内微环境的缺氧是恶性肿瘤细胞不受控制地迅速扩散的主要原因[7]。他们分析了一个公共数据库里七类肿瘤的 RNA 数据,发现细胞长期缺氧可能是肿瘤恶化进展的主要推动力[8]。很多研究证据表明,缺氧不仅能促进肿瘤细胞的恶性转变和转移,而且是肿瘤类型预后不良的重要因素之一[9]。缺氧也是实质性肿瘤物理微环境的基本特征重要一环。实体瘤缺氧的主要原因是肿瘤细胞增殖过快[10]。研究提示,快速增殖的肿瘤细胞首先依赖于机体宿主血管提供的氧气,但这很快便不能提供肿瘤细胞恶性增殖与迁移的氧气需要,当机体内瘤灶≥3 mm 的时候就会产生明显的缺氧微环境[11]。

近年来,使用高通量的方法学来检测基因表达谱情况的应用已非常广泛[12]。目前的微集芯片技术能够同一时间测定成批量数据的基因转录本库[13]。GEO(Gene Expression Omnibus)全称为高通量基因表达数据库,是现今数据库最齐全并且全部可公开使用的高通量分子表达丰度数据库,主要目的为储存大批量的基因表达数据[14,15]。GEO 允许科研人员来上传、检索和搜集存储多种不同类型的数据[16]。2014 年,美国 NCBI 等四家科研机构联合发布的统计信息中,对 GEO 中数据做了部分统计:截至目前,GEO 已包含了代表 100 多种生物体的近 10 亿个单独的基因表达数据测量信息,每周都会有 10 000 多个不同的科研用户来访问 GEO 记录,每周全部 GEO 网站的访问次数已经超过 150 000 人次之多[17]。人类基因组测序计划及后续的功能基因组和蛋白质组计划的实施,使我国在生物信息学这一领域发展迅速,随着组学数据的积累,仅凭实验方法已经不能满足高通量大规模数据分析的需求。在肿瘤特异性标靶通路研究历程中,通过生物信息学的方法对相关数据分析、存储和计算,并且有效地发现和验证新的分子标靶,发挥了重要的作用。

近来研究表明,以非编码形式存在的小分子 RNA 在肾细胞癌中可能具有特殊的意义,也为人们深入探讨肾癌远处转移的机制提供了一个全新的方向[18]。非编码 RNA（noncoding RNA，ncRNA）是指由基因转录形成但不能够编码蛋白的 RNA[19]。人类基因组中 98% 的转录产物为ncRNA，其中具有调节作用的 ncRNA 包括短链 RNA（如 microRNA）和长链非编码 RNA（long noncoding RNA）。miRNA 是特指一类长度约为22 nt 的单链保守的内源性非蛋白质编码小分子 RNA，通过碱基互补来完全或不完全结合靶基因 $3'$-UTR 导致靶 mRNA 降解或抑制其翻译，影响蛋白质表达水平[20]。在肿瘤中 miRNA 可起到癌基因和抑癌基因的作用，研究表明 miRNA 可望成为肿瘤转移治疗的新靶点[21]。特别是近年的研究发现，miRNA 在癌症的发生中具有重要临床意义。然而，目前miRNA 及其调控的远处转移相关通路，在肾透明细胞癌中的发现和报道还不多。

1.2　疾病相关的基因芯片数据库发掘临床肿瘤新标靶

我们前期借助 GEO 中肾细胞癌的高通量测序数据，查询到 GEO ID分别为 GSE781 和 GSE6344 的基因表达数据库[22,23]。其中 GSE781 包括发生远处转移性肾透明细胞癌（renal clear cell carcinoma）样本和来自另一组未转移患者的癌组织样本；而 GSE6344 包括低级别肾细胞癌（AJCC，Ⅰ～Ⅱ期）和高级别肾癌（Ⅲ～Ⅳ）组织样本。对 GSE781 的 17 个样本进行数据分布评估，如图 1-1A 所示，数据分布比较均衡。通过对转移性ccRCC 癌组织样本和原位癌样本进行基因表达差异性分析，我们发现 3 个基因表达差异性比较显著，SLC4A1 和 UMOD 两个基因在转移性 ccRCC中低表达，而 CA9 基因在 ccRCC 中高表达（图 1-1B）。同时，我们对GSE6344 的 20 个样本进行数据分布评估，如图 1-1C 所示，数据分布均衡。通过对 AJCC 低级别肾癌组织样本和高级别样本进行基因表达差异性分析,我们同样发现 3 个表达差异性比较显著的基因,RHCG 和 RALYL两个基因在低级别 ccRCC 中低表达,而 PFKP 基因在低级别 ccRCC 中高表达,这些目标基因都是目前在转移性肾细胞癌中尚未见详细功能机制报道的新基因(图 1 - 1D)。

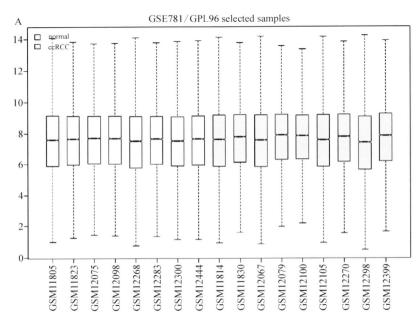

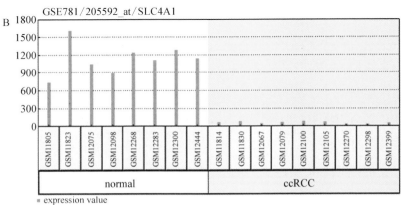

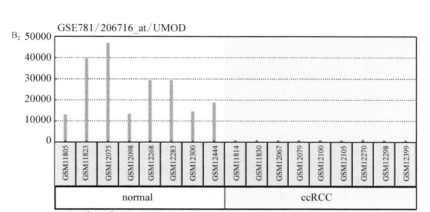

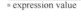

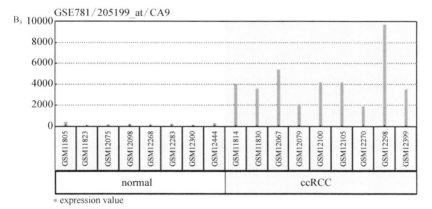

图 1-1（A、B）　GSE781 包括发生远处转移性肾透明细胞癌样本和来自另一组未转移患者的癌组织样本，对 GSE781 的 17 个样本进行数据分布评估，数据分布比较均衡，通过对 ccRCC 癌组织样本和癌旁样本进行基因表达差异性分析，结果发现 3 个基因表达差异性比较显著，SLC4A1 和 UMOD 基因在 ccRCC 中低表达，而 CA9 基因在 ccRCC 中高表达

GSE781 和 GSE6344 共有 104 个相同的差异表达基因，其中两者含有共同的核糖体装配蛋白基因 NOB1 与线粒体磷酸载体基因 SLC4A1，两者均与细胞能量代谢有密切关系，而肿瘤细胞的增殖和远处转移均离不开线粒体装配合成 ATP 提供的能量支持[24,25]。

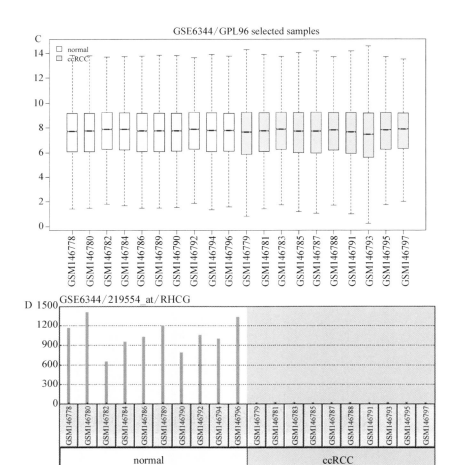

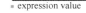

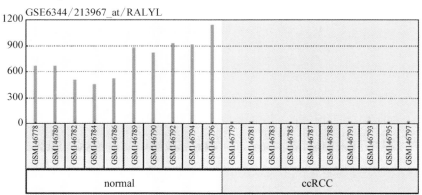

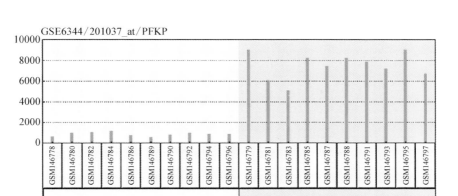

图 1－1(C、D) **GSE6344** 包括低级别肾细胞癌(AJCC，I～II 期)和高级别肾癌
(III～IV)组织样本,对 **GSE6344** 的 **20** 个样本进行数据分布评
估,数据分布均衡。通过对肾癌组织样本进行基因表达差异性
分析,同样发现 **3** 个表达差异性比较显著的基因,**RHCG** 和
RALYL 两个基因在低级别 **ccRCC** 中低表达,而 **PFKP** 基因在低
级别 **ccRCC** 中高表达

我们分别把 GSE781 中的前 250 个差异表达基因和 GSE6344 中的前

250 个差异基因输入数据库 Ingenuity pathway analysis (IPA，http://

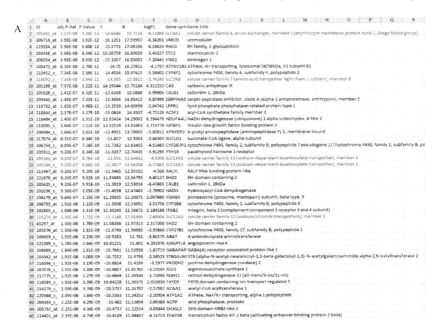

B

ID	adj.P.Val	P.Value	t	B	logFC	Gene.sym	Gene.title
219554_at	1.32E-15	5.93E-20	-35.2089	34.11845	-6.89381	RHCG	Rh family, C glycoprotein
213967_at	9.50E-13	8.53E-17	-24.5779	28.07341	-5.56771	RALYL	RALY RNA binding protein-like
214598_at	2.30E-12	3.78E-16	-22.8143	26.73954	-4.81191	CLDN8	claudin 8
202037_s_	2.30E-12	4.12E-16	-22.7154	26.66112	-4.10617	SFRP1	secreted frizzled-related protein 1
201037_at	5.24E-12	1.18E-15	-21.54991	25.7055	3.017083	PFKP	phosphofructokinase, platelet
205592_at	6.04E-12	1.71E-15	-21.1486	25.36256	-5.13345	SLC4A1	solute carrier family 4, anion exchanger, member 1 (erythrocyte membrane protein band 3, Diego blood group)
209443_at	6.04E-12	1.90E-15	-21.0352	25.26431	-5.92667	SERPINA5	serpin peptidase inhibitor, clade A (alpha-1 antiproteinase, antitrypsin), member 5
205626_s_	7.45E-12	2.67E-15	-20.6741	24.94739	-6.16466	CALB1	calbindin 1, 28kDa
221388_x_	1.17E-11	4.71E-15	-20.0908	24.42202	-3.6827	ALDH6A1	aldehyde dehydrogenase 6 family, member A1
217973_at	2.67E-11	1.20E-14	-19.1595	23.54728	-3.8039	DCXR	dicarbonyl/L-xylulose reductase
216696_s_	1.32E-10	1.32E-14	-19.0635	23.45443	-3.4451	PRODH2	proline dehydrogenase (oxidase) 2
218484_at	3.63E-11	1.55E-14	18.68802	23.08659	5.702137	NDUFA4L2	NADH dehydrogenase (ubiquinone) 1 alpha subcomplex, 4-like 2
202740_at	7.41E-11	4.55E-14	-17.8979	22.28808	-3.43109	ABHD14A-ACY1	abhydrolase domain containing 14A///aminoacylase 1
220197_at	7.41E-11	5.13E-14	-17.787	22.17069	-4.35109	ATP6V0A4	ATPase, H+ transporting, lysosomal V0 subunit a4
221294_s_	7.41E-11	5.37E-14	-17.7841	22.1677	-7.27282	SLC22A8	solute carrier family 22 (organic anion transporter), member 8
205911_at	7.41E-11	5.32E-14	-17.513584	22.13584	-4.07446	PTH1R	parathyroid hormone 1 receptor
207650_x_	7.31E-11	6.00E-14	-17.6445	22.02144	-4.76787	PTGER1	prostaglandin E receptor 1 (subtype EP1), 42kDa
217874_at	7.31E-11	6.52E-14	-17.5688	21.94155	-2.28453	SUCLG1	succinate-CoA ligase, alpha subunit
205199_at	7.73E-11	6.69E-14	17.54652	21.91802	3.805296	CA9	carbonic anhydrase IX
207047_s_	7.73E-11	6.94E-14	-17.513	21.88249	-4.13398	CLCNKB///	chloride channel, voltage-sensitive Kb///chloride channel, voltage-sensitive Ka
207714_s_	8.15E-11	7.86E-14	17.40077	21.76311	-4.694231	SERPINH1	serpin peptidase inhibitor, clade H (heat shock protein 47), member 1, (collagen binding protein 1)
220424_at	8.15E-11	8.04E-14	-17.3806	21.7436	-7.36486	NPHS2	nephrosis 2, idiopathic, steroid-resistant (podocin)
206089_at	9.03E-11	9.41E-14	-17.2407	21.59146	-4.80343	NELL1	NEL-like 1 (chicken)
211689_s_	9.03E-11	9.72E-14	-17.2118	21.56029	-4.84418	TMPRSS2	transmembrane protease, serine 2
210095_s_	9.34E-11	1.05E-13	17.14557	21.48663	3.516145	IGFBP3	insulin-like growth factor binding protein 3
203323_at	9.53E-11	1.11E-13	17.09309	21.43166	2.464092	CAV2	caveolin 2
219732_at	1.01E-10	1.23E-13	-17.0078	21.33872	-3.29997	LPPR1	lipid phosphate phosphatase-related protein type 1
202036_s_	1.16E-10	1.45E-13	-16.8592	21.17561	-5.80026	SFRP1	secreted frizzled-related protein 1
206054_at	1.29E-10	1.67E-13	-16.7353	21.03842	-6.27956	KNG1	kininogen 1
215124_at	1.89E-10	1.89E-13	-16.5001	20.91983	-2.9644	SLC12A3	solute carrier family 12 (sodium/chloride transporters), member 3
206226_at	1.58E-10	2.20E-13	-16.5001	20.77533	-3.43122	HRG	histidine-rich glycoprotein
202237_at	1.98E-10	2.85E-13	16.27973	20.52536	4.746847	NNMT	nicotinamide N-methyltransferase
218844_at	1.98E-10	2.94E-13	-16.2547	20.49676	-3.82345	ACSF2	acyl-CoA synthetase family member 2
201755_at	2.79E-10	4.26E-13	-15.8961	20.13727	3.141435	MCM5	minichromosome maintenance complex component 5
217512_at	2.79E-10	4.51E-13	-15.8961	20.08202	-4.48747	KNG1	kininogen 1
209696_at	2.79E-10	4.53E-13	-15.825	20.07782	-4.04601	FBP1	fructose-1,6-bisphosphatase 1
219232_s_	2.79E-10	4.63E-13	-15.87454	20.05682	3.546105	EGLN3	egl nine homolog 3 (C. elegans)
211298_s_	2.80E-10	4.78E-13	-15.8486	20.02643	-5.98995	ALB	albumin
213915_at	2.93E-10	5.24E-13	-15.77226	19.93668	5.523436	NKG7	natural killer cell group 7 sequence
205983_at	2.93E-10	5.36E-13	-15.7542	19.91533	-4.15252	DPEP1	dipeptidase 1 (renal)
205983_x_	2.93E-10	5.78E-13	-15.6923	19.84218	-5.95421	CLCNKB	chloride channel, voltage-sensitive Kb
205910_s_	3.08E-10	5.81E-13	-15.6879	19.83705	-4.45466	CEL	carboxyl ester lipase
203324_s_	3.21E-10	6.10E-13	-15.63488	19.77411	-2.990569	CAV2	caveolin 2
208177_at	3.64E-10	7.34E-13	-15.4978	19.61049	-3.77882	SLC34A1	solute carrier family 34 (sodium phosphate), member 1

图 1 - 2　GSE781 和 GSE6344 共有 104 个相同的差异表达基因,(A&B)前 250 个差异表达基因中含有共同的线粒体磷酸载体基因 SLC4A1

www.ingenuity.com),进行信号通路分析,结果我们发现一些上游的 miRNA 调控这些差异基因的表达(图 1 - 2,图 1 - 3)。

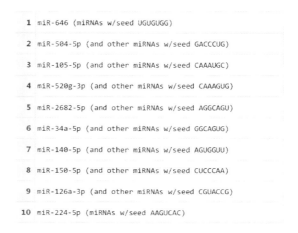

```
1   miR-646 (miRNAs w/seed UGUGUGG)

2   miR-504-5p (and other miRNAs w/seed GACCCUG)

3   miR-105-5p (and other miRNAs w/seed CAAAUGC)

4   miR-520g-3p (and other miRNAs w/seed CAAAGUG)

5   miR-2682-5p (and other miRNAs w/seed AGGCAGU)

6   miR-34a-5p (and other miRNAs w/seed GGCAGUG)

7   miR-140-5p (and other miRNAs w/seed AGUGGUU)

8   miR-150-5p (and other miRNAs w/seed CUCCCAA)

9   miR-126a-3p (and other miRNAs w/seed CGUACCG)

10  miR-224-5p (miRNAs w/seed AAGUCAC)
```

图 1 - 3　将 250 个差异表达基因进行 IPA 信号通路分析,发掘出上游的 miRNA 调控这些差异基因的表达,其中包含小分子 RNA miR - 646

NOB1（putative Nin one binding protein 1，Nob1p）是 2005 年用 EST 同源克隆策略得到的一个新的核蛋白基因，定位于人染色体 16q22.1。NOB1 是一个多功能的核蛋白，通过 PIN 结构域结合 20S pre-rRNA，促使核酸内切酶在 D 位点裂开 18S rRNA 的 3′-末端，其对于 18S rRNA 的成熟是至关重要的，这直接关系到核糖体小亚基的合成[26]。众所周知，细胞周期进程的必备条件是 rRNA 合成水平，异常表达的 NOB1 蛋白水平将引起核糖体不能正确组装与合成，核糖体前体颗粒快速降解，从而影响细胞生长周期调控，在 26S 蛋白酶体和核糖体小亚基的生物合成过程中起着重要调控作用，而后两者的变化则与恶性肿瘤的产生、演变、转移及肿瘤长期预后显著相关[27]。

SLC4A1 基因全称为线粒体磷酸载体编码基因，在人类由 SLC4A1 基因编码的蛋白负责线粒体磷酸载体转运蛋白的装配，目前对于 SLC4A1 基因的研究较少。由于 SLC4A1 基因对于细胞内线粒体装配具有决定性作用，因此其对于细胞的能量 ATP 产生具有重要意义[28,29]。基于此，我们想到对于亟需能量支持的恶性肿瘤细胞来说，线粒体磷酸载体编码基因 SLC4A1 具有重要作用，所以对 SLC4A1 基因在恶性肿瘤特别是转移性肾细胞癌的研究具有现实的临床意义。

我们在肾细胞癌组织中发现的差异表达基因参与目前已知的多条有关肿瘤发生、发展与远处转移的信号通路，如血管内皮生长因子 VEGF 相关的血管生成信号通路，细胞增殖相关的信号通路，抑癌基因 P53 相关的细胞周期调控通路，NF-kB 相关的免疫调控信号通路。

目前随着 ccRCC 发病率及病死率不断攀升，限时研究肾癌发生发展机制已非常紧迫。非编码小分子 RNA 在 ccRCC 发生发展及恶化的过程中扮演着很重要的调控作用，鉴于此研究 miRNA 在 ccRCC 发展过程的中作用，有助进一步明确 ccRCC 的发病机制，从而提供更多的治疗方案和手段。

第2章

人肾透明细胞癌中的 miRNA 表达谱芯片检测及靶基因分析

　　microRNA(miRNA)是一类由 19～25 个核苷酸组成的非编码小分子RNA,其普遍存在于病毒、动物和植物等生物体内[30]。miRNA 根据其与靶 mRNA 互补结合的程度差异,直接降解或抑制靶 mRNA 翻译成蛋白质,进而调控靶基因功能[31]。miRNA 的表达具有组织特异性和时序性,正常情况下细胞表达一定种类和数量的 miRNA 是正常生理状态所必需的,但如果其表达发生异常,则可导致各种异常状态或者疾病的发生,比如恶性肿瘤[32]。正常情况下细胞 miRNA 和肿瘤细胞 miRNA 的表达谱存在一定差别,不同的肿瘤组织具有特异性的 miRNA 表达谱,或同种组织来源但是不同病理分型的肿瘤也具有其特异的 miRNA 表达谱,这为肿瘤的诊断和鉴别提供了有效的参考指标[33]。肾透明细胞癌是最常见的原发性肾脏恶性肿瘤,目前其诊断主要依靠影像学检查,在临床上缺少有效的肾癌诊断标记物,本实验通过对肾透明细胞癌 miRNA 表达谱研究,寻求发现肾癌早期诊断、鉴别及预后估计的有效标志物。

　　目前检测 miRNA 表达水平的方法主要有:实时定量 PCR、Northern印记杂交(Northern blot)和 Microarray 芯片。基因芯片(microarray)及其他一些高通量检测(High-Throughput Screen)技术的发展及兴起,已经成为二十一世纪研究基因组的主流方法[34]。目前应用较广的 Affymatrix 公司开发的 miRNA 芯片整合了人类几乎所有已知的 miRNA 探针,其通过探针杂交,可以一次检测所有已知 miRNA 的表达谱[35]。其在药物筛选、疾病诊断和环保等领域有广泛的应用。目前大量研究已经证实这种技术的可靠性。并且基因芯片检测所需的临床或标本量少,省时、省力且诊断结果精确且适合计算机自动化操作,很适合临床中的疾病诊断和检测,开发药物作用靶位点中应用。目前的很多研究报道使用了 microarray 芯片来筛查肿瘤样本中 miRNAs 的表达谱,结果发现在正常组织和肿瘤组织中的 miRNA 表达谱存在显著性差异,通过对肺腺癌、结肠癌、乳腺癌、膀胱癌、甲状腺癌、前列腺癌及肝细胞癌等组织中 miRNA 表达谱与机体正常组织细胞 miRNA 的表达谱对比差异分析,发现特定肿瘤可能具有各自的特征性 miRNA 差异表达谱,提示 miRNAs 极有可能成为新型的肿瘤标志物和鉴定分子[34,36-39]。

因此在本章节我们选取 miRNA 芯片前期检测肾癌临床样本中的 miRNA 表达谱,为后续实验验证做基础。

2.1　材料与方法

2.1.1　实验设备及主要仪器

液氮罐:Thermo　美国

eppendorf - 5417C 离心机:Eppendorf

SMA - 3000 分光光度计:北京 Meriton

凝胶成像仪:JS380a 上海培清科技

PCR 仪:ABI GeneAmp® PCR system 9700

电泳仪:Biorad　美国

电泳槽:JY - SAT 北京君意

涡旋器：EVTX－05 广州碧云天生物技术研究所

磁力架：Invitrogen 公司

封口膜：Invitrogen 公司

1.5 ml、2 ml、5 ml 离心管、200 μl PCR 管：Axygen 公司

5810 和 5415－R 离心机：Eppendorf 公司

Affymetrix 杂交炉（GeneChip Hybridization Oven－640）：affymetrix 公司 美国

Affymetri 洗脱站（GeneChip Fluidics Station－450）：affymetrix 公司 美国

Affymetri 扫描仪（GeneChip Scanner 3000－7G）：affymetrix 公司 美国

移液器（200 μl，1 000 μl，2.5 μl，20 μl）：Eppendorf 公司

RNA 专用器材和仪器的处理：

玻璃器皿、研钵：200℃高温烘烤 4 小时及以上。

塑料制品：0.1％ DEPC 溶液浸泡过夜，或蒸汽灭菌 20 min。

试剂：加入 0.1％ DEPC，37℃过夜，或高压蒸汽灭菌 20 min。

2.1.2 主要实验试剂及试剂盒

Total RNA 抽提试剂盒：

QIAGEN RNeasy MiniKit(货号 21704)：QIAGEN 公司 德国

QIAGEN Rnasefree DnaseI(货号 79254)：QIAGEN 公司 德国

Ambion® WT Expression－Kit 试剂盒：Ambion 美国

Affymetrix 片段化及标记试剂盒(Gene－Chip WT Terminal Labeling Kit and Controls Kit 50 次)：Affymetrix 美国

Affymetrix 试剂 (Gene－Chip Hybridization，Wash，Stain Kit)：Affymetrix 美国

无水乙醇：国药集团，上海

氯仿：国药集团，上海

甲醛：国药集团，上海

异丙醇：国药集团，上海

2.1.3　miRNA 芯片实验方法

2.1.3.1　组织样本总 RNA 抽提

（1）实验开始前用无水乙醇拭擦实验台面，消毒试验台面；

（2）取出组织样品进行解冻；

（3）将含有 Trizol 的全血裂解液置于 4℃ 12 000 rmp 离心 10 min，然后吸取上清到无 RNase 离心管中，加入 1/5 体积的氯仿震荡混匀，放置 3 min，然后 4℃ 12 000 rpm 离心 15 min；

（4）吸取上清到新的无 RNase 的离心管中，加入 1/5 体积的氯仿，混匀后继续离心 15 min，目的主要去除蛋白杂质；

（5）把上清液转移到新的无 RNase 的离心管，加入 2 倍体积的无水乙醇，混匀；

（6）再将溶液转移至吸附柱（注意吸附柱已放置在 2 ml 收集管中），离心 8 000 rpm 1 min，之后倒掉收集管中的废液，再将吸附柱放回收集管中；

（7）往吸附柱加入 350 μl RWT，8 000 rpm 离心 1 min，然后倒掉收集管中的废液，再将吸附柱放回收集管中；

（8）往吸附柱加入 80 μl DNaseI，在 20℃～25℃ 消化 DNA 15 min，注意由于 DNase I 比较脆弱，故不能剧烈震荡；

（9）重复上述步骤（7）；

（10）加入 500 μl RPE 洗涤液洗涤 2 次，之后每次 8 000 rpm 离心 1 min；

（11）弃收集管中废液，然后 12 000 rpm，离心 2 min；

（12）把吸附柱移到新 1.5 ml 无 RNase 收集管中，之后加入 20 μl 预热

（大约50℃）过的 RNase‐free D‐D Water，室温下放置2 min，12 000 rpm，离心2 min，最后得到 Total RNA 溶液。

2.1.3.2 组织样本总 RNA 质检

（1）Total RNA 纯度和浓度检测

利用定容 Total RNA 的 RNase‐free D‐D Water 作为空白对照，每份吸取1 μl 样品，利用分光光度计测定 Total RNA 在280 nm 和260 nm 下的吸光度值，检测 RNA 纯度和浓度。按照以下公式计算出 Total RNA 的浓度：

Total RNA 浓度（μg/ml）＝ OD 260×40 μg/ml×稀释倍数

我们以 OD 260/280 的值来检测总 RNA 的纯度，当 OD 260/280 的值在1.9～2.0之间时，即可认为 Total RNA 的纯度较好，可进行后续实验。

（2）Total RNA 的完整性检测

每个组织样品吸取400 ng～700 ng 的 Total RNA，用1.5％的甲醛溶液变性凝胶电泳（120 V）15 min，在凝胶成像仪下检测总 RNA 中18 s 和28 s 的完整性。

2.1.3.3 Poly 加尾 Poly（A）Tailing

（1）在无核酸酶的总 RNA 样品 PCR 管中加入总量1 μg Total RNA 并补 Nuclease-free D‐D Water 至总体积8 μl，放置冰上；

（2）然后加入2 μl 的 RNA Spike Control Oligos 溶液混匀；

（3）用1 mM 的 Tris 稀释 ATP Mix，稀释倍数如下所示：

Total RNA∶ATP Mix 溶液稀释倍数 ＝ 1∶500

（4）最后加入5 μl master mix 混合液到 PCR 管，混匀后离心5 s，master mix 分组如表2‐1所示，之后在 PCR 仪37℃孵浴15 min，然后离心5 s，置于冰上。

表 2 - 1

溶　液　试　剂	加入体积(μl)
25 mM MnCl$_2$	1.5
10×Reaction	1.5
PAP Enzyme	1.0
Diluted ATP Mix	1.0

2.1.3.4　HSR 生物素标记 Flash Tag Biotin HSR Ligation

（1）首先加入 4 μl 5×Flash Tag Biotin HSR 连接液,再加入 2 μl T4 连接酶,轻轻震荡混匀后离心 5 s,然后上机 PCR 仪上 25℃孵浴 30 min;

（2）之后离心 5 s,加入 2.5 μl HSR Stop Solution 混合液混匀后离心 5 s,然后吸取 2 μl 溶液做 ELOSA QC Assay 检测后,其余－20℃保存备用。

2.1.3.5　芯片杂交

（1）将芯片从冰箱中取出后放于室温下;

（2）在无核酸酶的 PCR EP 管中加入 5 μl 20×Eukaryotic HyBridization Controls,之后在 PCR 仪上设置 65℃孵育 5 min;

（3）之后将 21.5 μl 生物素标记过的组织样品加入到步骤(2)中配制杂交溶液,杂交溶液组分配如表 2 - 2 所示。

表 2 - 2

分　组　试　剂	每组体积 Volume for one Array(μl)
生物素标记样品	21.5
2×Hybridization	55
27.5% Formamide	15
DMSO	15

分 组 试 剂	每组体积 Volume for one Array(μl)
20×Eukaryotic HyBridization controls	5
Control Oligonucleotide B2	1.7
Total Volume	113.2

将配制好的杂交液混匀之后离心 5 min,放于 PCR 仪上孵育,程序设定如下:

(a) 首先 99℃ 5 min;45℃ 5 min;4℃维持;

(b) 之后将孵育好的杂交液离心 5 s,后用 200 μl 的移液器将 100 μl 的杂交溶液注入芯片中,加样口用封口膜封住;

(c) 最后把芯片放于杂交炉架子后放在杂交炉,48℃ 60 rpm 杂交 16 h。

2.1.3.6 芯片洗涤和扫描

(1) 芯片杂交结束后,枪头吸掉杂交液,后加入 100 μl Array Holding Buffer;

(2) 在 Affymetrix GeneChip Command Console 中使用手持红外扫描设备扫描芯片条形码,注册组织样品信息,生成样品对应芯片的 ARR 文件;

(3) 把芯片的洗涤液 wash - A、wash - B 和去离子水放于洗涤站相应位置,然后运行 AGCC Flutions Control 软件初始化运行;

(4) 在初始化运行结束后,3 个无核酸的 1.5 ml 离心管中分别加入 600 ml stain Cocktail - 1、600 ml stain cocktail - 2 和 800 ml Array Holding Buffer,后放在洗脱站的 1、2、3 位置上,后把芯片插入洗脱站的洗脱槽中;

(5) 然后在 AGCC flution Control 软件的洗脱站 Barcode 中进行扫描芯片条形码及在 Probe Array Type 中选择相应芯片类型,点击运行,洗涤

大约 1 h;

（6）洗涤程序结束后,将芯片放在 Affymetrix 扫描仪中,点击 Affymetrix Launcher 中的 AGCC Scan Control,然后点击工具栏中的 Star 进行芯片扫描数据的生成。

2.2　miRNA 芯片数据的分析方法

2.2.1　差异 miRNA 的筛选

根据标准化后的 miRNAs 芯片数据,我们决定采用 Fisher 精确检验方法分析和计算其显著性水平。我们选取 5 例术前未经放化疗的肾细胞癌患者的肿瘤与癌旁组织,样本组织均来自同济大学附属第十人民医院泌尿外科患者临床手术样本库,并且按照筛选条件即肿瘤与癌旁组织间表达差异倍数需在 2 倍以上,且 $P < 0.05$ 的 miRNAs 为候选的差异 miRNAs。

2.2.2　基因功能的显著性分析（GO-Analysis）

基因功能显著性分析 GO-Analysis 是对基因进行显著性 GO 的分析方法,主要需用到 Fisher 精确检验和卡方 χ^2 检验,利用如表 2-3 所示。

表 2-3

	非差异基因	差异基因	总　计
落在 GO 中	$a - a_f$	a_f	a
不落在 GO 中	$(A - A_f) - (a - a_f)$	$A_f - a_f$	$A - a$
Total	$A - A_f$	A_f	A

其中 a:表示 GO 中含有基因的总数目。

A:表示芯片上检测出来基因的总数目。

A_f：表示差异基因的数目。

p_1：表示差异基因落在 GO 中的概率。

p_2：表示差异基因不落在 GO 中的概率。

在此假设：$H_0 : p_1 = p_2$，

$$H_1 : p \neq p_2 ,$$

在此假设下分别利用 Fisher 精确检验和卡方 χ^2 检验，分别得到了 P 值和 $P(k)$ 值，通过多重比较检验，确定 GO 的 FDR。最后得出显著性 GO。

2.2.3 基因通路的显著性分析（Pathway-Analysis）

基因通路 Pathway-Analysis 是对所有目的基因参与的所有 Pathway 进行显著性的分析，主要需要用到 Fisher 精确检验和卡方 χ^2 检验，需利用如表 2 - 4 所示。

表 **2 - 4**

	非差异基因	差异基因	Total
落在 pathway 中	a-af	Af	a
不落在 pathway 中	(A-Af)-(a-af)	Af-nf	A-a
总计：	A-Af	Af	A

其中 a：表示 Pathway 中含有的基因总数目。

A：表示芯片上检测出来基因的数目。

af：表示差异基因在 pathway 中的总数目。

Af：表示差异基因的总数目。

p_1：表示差异基因落在 pathway 中的概率大小。

p_2：表示非差异基因不落在 pathway 中的概率大小。

在此假设：$H_0 : p_1 = p_2$，

则 $H_1 : p_1 \neq p_2$，

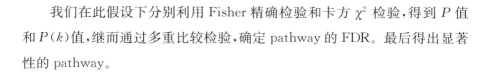

我们在此假设下分别利用 Fisher 精确检验和卡方 χ^2 检验,得到 P 值和 $P(k)$ 值,继而通过多重比较检验,确定 pathway 的 FDR。最后得出显著性的 pathway。

2.3　结　　果

2.3.1　肾癌标本临床及病理资料

本次芯片检测共使用 8 对肾透明细胞癌患者组织样本(肾肿瘤及与其相对应的癌旁正常组织),均经同济大学附属第十人民医院病理科诊断并证实为肾透明细胞癌,且入组患者均签署知情同意书。患者年龄、性别、TNM 分期和 Fuhrman 分级如表 2 - 5 所示。然后再使用实时定量 PCR 检测这 16 例样本中 miR - 646 的表达量,具体患者临床病理资料如表 2 - 5 所示。

表 2 - 5　肾癌患者组织样本临床病理资料

编　号	性　别	年　龄	TNM 分期	Fuhrman 分级
1	男	59	T1b	2
2	男	63	T2a	2
3	男	71	T1a	1
4	男	48	T1b	2
5	女	57	T2a	3
6	女	66	T1b	2
7	女	70	T1a	1
8	女	53	T1b	2

2.3.2　miRNA 芯片实验结果和热图分析

我们对 8 例病人的癌和癌旁组织进行检测,通过对比分析归一化后的芯片扫描结果，用 t-检验分析两样本间的差异显著性水平，我们得到了上调和下调的两组差异 miRNAs，如表 2-2 统计，表中的 Fold change 为差异 miRNA 的表达倍数，我们用 Log2（Tumor/Normal）表示。通过肿瘤组织与癌旁组织相比较，我们共发现 13 个 miRNA 表达上调，20 个 miRNA 表达下调。之后我们对肿瘤和癌旁组间的差异 miRNAs 进行了 PCA 和 cluster 聚类分析，如图 2-1 所示。

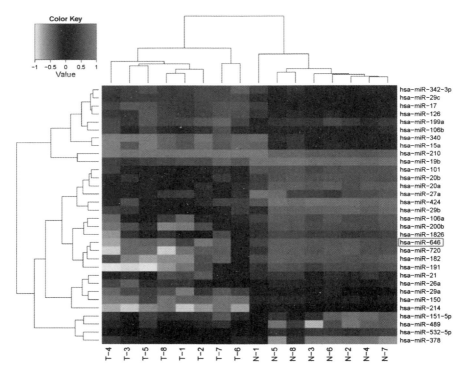

图 2-1　肾透明细胞癌和癌旁正常组织 miRNA 表达谱的聚类分析图。横行代表不同 miRNA，竖行代表肿瘤样本；红色为表达升高，绿色表达降低

图 2-1 中编号 T/N 分别为 8 对肾透明细胞癌患者的肿瘤组织和癌旁组织样本。图中红色表示目标 miRNA 表达上调，绿色表示目标 miRNA 表达下调。图上部的树表示每组样品间距离，而图左侧树则是差异表达的 miRNA 之间的共表达情况。

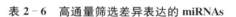

表 2 - 6　高通量筛选差异表达的 miRNAs

Hsa - miRNA	Fold change Log$_2$（T/N）	表达情况	p value
hsa - miR - 340	3.79	Up	0.015 632 4
hsa - miR - 210	3.42	Up	0.001 423 8
hsa - miR - 15a	2.81	Up	0.009 039 0
hsa - miR - 342	2.43	Up	0.013 886 3
hsa - miR - 29c	2.01	Up	0.000 487 2
hsa - miR - 17	1.91	Up	0.005 243 9
hsa - miR - 126	1.76	Up	2.90E - 03
hsa - miR - 199a	1.32	Up	0.000 177
hsa - miR - 106b	1.01	Up	0.006 009 5
hsa - miR - 151 - 5p	0.97	Up	3.90E - 02
hsa - miR - 489	0.74	Up	0.000 327 7
hsa - miR - 532 - 5p	0.32	Up	4.00E - 03
hsa - miR - 378	0.20	Up	9.57E - 02
hsa - miR - 646	−3.96	Down	0.000 373 6
hsa - miR - 424	−3.42	Down	0.000 401 2
hsa - miR - 29b	−2.97	Down	5.70E - 03
hsa - miR - 19b	−2.41	Down	0.007 210 9
hsa - miR - 20b	−2.11	Down	0.000 857 2
hsa - miR - 20a	−1.85	Down	0.010 054 3
hsa - miR - 101	−1.42	Down	0.000 892 7
hsa - miR - 27a	−1.39	Down	1.93E - 02
hsa - miR - 29b	−1.25	Down	0.001 536 1
hsa - miR - 106a	−1.18	Down	0.000 551 4
hsa - miR - 200b	−1.03	Down	4.00E - 03
hsa - miR - 1826	−0.97	Down	0.001 526 3
hsa - miR - 720	−0.85	Down	0.000 243 7

Hsa－miRNA	Fold change Log$_2$（T/N）	表达情况	p value
hsa－miR－182	−0.81	Down	0.005 995 2
hsa－miR－191	−0.73	Down	0.000 909 6
hsa－miR－21	−0.52	Down	0.000 429
hsa－miR－26a	−0.43	Down	0.004 388 1
hsa－miR－29a	−0.39	Down	0.025 655 7
hsa－miR－150	−0.21	Down	0.039 905 2
hsa－miR－214	−0.17	Down	0.035 591 9

2.3.3　肾癌标本中差异 miRNAs 的靶基因分析

随后我们将这些差异表达的 microRNA 输入靶基因生物预测数据库 miRDB（http://mirdb. org/miRDB/），TargetScan（http://www. targetscan. org/）和 PicTar（http://pictar. mdcberlin. de/）中预测 miRNA 的靶基因，并筛选出三个数据库的公共交集，以此作为候选的目的靶基因。结果发现上调 miRNAs 中共发掘出靶基因 527 个，而在下调的 miRNAs 中发掘出靶基因有 618 个。部分靶基因如下：

RHCG RALYL CLDN8 **SLC4A1** SERPINA5 CALB1 ALDH6A1 DCXR PRODH2 NDUFA4L2 ABHD14A ATP6V0A4 **SLC22A8** PTH1R SUCLG1 CA9 CLCNKB NELL1 IGFBP3 LPPR1 KNG1 **SLC12A3** NNMT ACSF2 EGLN3 ALB NKG7 DPEP1 CLCNKB **SLC34A1 SLC7A8** HPD SORD XPNPEP2 **NOB1** ERBB4 LDHA KCNJ1 SELENBP1 S100A2 TMCC1 ENO2 ACOX2 ATP6V1B1 STRA6 DUSP9 RHBG PCCB SPAG4 **SLC13A3** APOC1 AFM HADH TYROBP CD200 HLA－DPA1 ALDOB EHD2 GABARAPL3 PCK2 VEGFA GATA3 CAV1 ACPP HILPDA ARG2 NETO2 ECHS1 SLC5A2 RDH11 AQP2 ARHGAP25 C1QB

PTPRE SIGIRR CLIC5 DIO1 PIPOX TFCP2L1 ACAA1 RNASET2
CYP4F2 ASS1 NOL3 NDUFA4 PAH SH3GL2 ABAT DEFB1 BHLHE41
EFHD1 SLC16A3 FERMT1 PROC CYP2B7P1 MACROD1 TLR2 LY96
ZGPAT SLC15A3 SEL1L3 CD53 PSMB9 PC

我们在这其中 104 个差异表达显著的靶基因中发掘并确定我们的目的基因 NOB1 和 SLC4A1,而其功能在肾透明细胞癌中少见报道。

2.3.4　肾癌标本中差异靶基因的显著性功能分析(GO Analysis)

通过数据库查询,我们对上调的 miRNAs 靶基因 527 个,下调的 miRNAs 靶基因有 618 个进行显著性功能分析,结果见图 2 - 2。

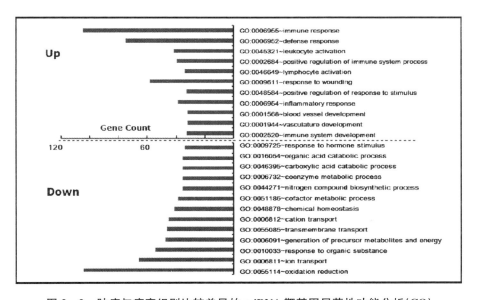

图 2 - 2　肿瘤与癌旁组别比较差异的 miRNA 靶基因显著性功能分析(GO)

图 2 - 2 中为异常表达的 miRNAs 靶基因所参与的显著性功能分析,图中的柱形长短代表基因功能的显著性水平,柱形越长则表示 P 值越小,显著性水平越高。

经过 GO 分析发现肿瘤组织与癌旁组织相比,上调的 miRNAs 调控的靶基因功能主要体现在细胞凋亡、细胞分化、DNA 损伤与修复、氧化应激还原、细胞周期通路等,由于上调的 miRNAs 主要是通过降解目标靶基因或是直接抑制靶基因翻译水平来负向调控靶基因的表达水平,所以上述功能在靶基因中表现出来的是被抑制的功能。下调的 miRNAs 所调控的靶基因功能是主要体现在细胞周期调控、离子转运、RNA 剪切、细胞胞吞作用以及蛋白质修饰等方面,而下调的 miRNAs 降低了其对靶基因的抑制作用,所以上述功能在肿瘤组织中是上调并激活的。

2.3.5 肾癌标本中差异基因的显著性 pathway 分析和其调控网路分析

我们对上调的 miRNAs 的靶基因和下调的 miRNAs 的靶基因进行了基因功能的显著性 pathway 分析和其调控的网路分析,部分结果见下(图 2-3,图 2-4)。

通过分析,我们发现癌组织与癌旁组织比较,肿瘤组织中下调的 miRNAs 所调控靶基因的 pathway 主要包括 MAPK 信号通路、TGFβ 信号通路、胰岛素及其受体信号通路、脂肪代谢信号通路、细胞凋亡通路、FGF 信号通路等;而肿瘤组织上调的 miRNAs 所调控的靶基因的 pathway 则主要包括蛋白质合成、EMT 细胞黏附、细胞骨架蛋白、胰岛素受体及其信号通路、MAPK 信号通路、细胞周期调控通路、VEGF 信号通路和 P53 信号通路等。

对这些差异表达的 miRNAs 调控的靶基因进行功能显著性分析后,我们得到靶基因在实验中可能出现的显著性功能和显著性的 pathway 调控通路,随后我们又对有显著性功能和显著性 pathway 中的靶基因取交集,发掘既参与显著功能又参与显著 pathway 的靶基因调控通路。

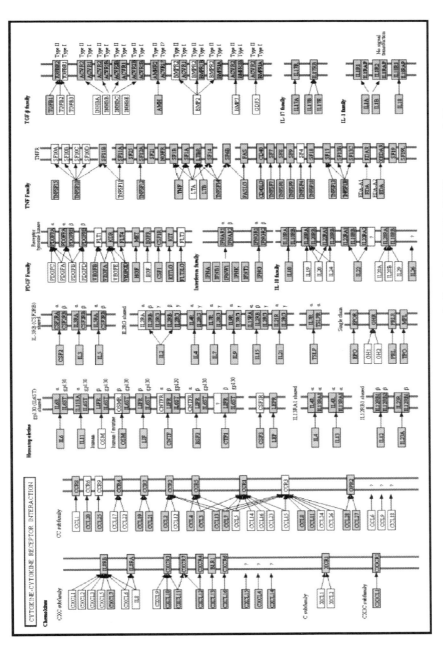

图 2 – 3　肿瘤与癌旁组别比较差异的 miRNA 靶基因中细胞因子及其受体 pathway 分析

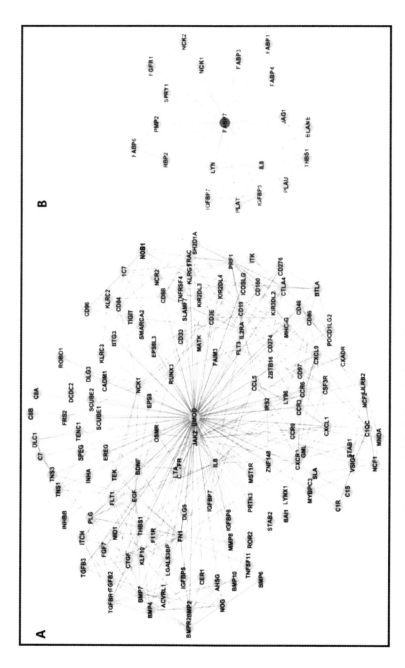

图 2 - 4 肿瘤与癌旁组别比较差异的 miRNA 靶基因调控网路分析图示

2.4　讨　　论

目前临床中肾癌的早期诊断仍较为困难,因为除影像学检查外缺乏有效的早期实验室诊断指标,使得肾癌的早期发现和治疗具有相当大的难度[40]。鉴于此,临床上急需特异性、灵敏度高的生物分子标志物来用于肾癌早期诊断和预后评价。miRNAs 是一类新内源性、非编码的小分子 RNA,其长度约 22 nt,其广泛存在于真核生物中。作为 21 世纪生命科学研究最为重大的发现之一,已在短时间内成为世界范围内研究的焦点与热点,并迅速取得了令人瞩目的成就和进展[41,42]。近些年的研究提示 miRNAs 具有癌基因和抑癌基因的功能,并可能参与肿瘤的形成,其表达异常可做为肿瘤诊断和预后的指标之一,因此其具有作为肿瘤治疗新的靶点潜力[43,44]。

目前检测 miRNA 表达的方法主要有:Northern 印记法(Northern blot)、高通量 microarray 芯片和实时定量 PCR。截至 2011 年 4 月,人类基因组中已经有 1 424 个 miRNA 得到证实并验证。基因芯片检测(microarray)及其他高通量测序(High-throughput screen)技术的兴起和发展,已经成为 21 世纪基因组研究的主流。Microarray 能同时并且较完整性地且大批量地检测到大量的目的基因表达谱,经过基因芯片的筛检,可以在短时间内发掘可能受疾病调控的基因,而其可作为疾病早期诊断的标记物。基因芯片所需临床标本很少,且节省时间、省力且诊断结果较为精确,最重要的一点为大批量自动化操作,适合在临床检测与诊断、寻找药物作用靶点中得到应用,其原理是将 miRNAs 序列相关的寡核苷酸固定在固相支持物上作为检测探针,后与荧光标记的 miRNAs 样品进行杂交,最后通过检测每一个分子探针的信号杂交强度(也即荧光强度)来得到被检测样品中各种 miRNA

表达丰度[34]。在肾癌分子生物学领域研究中,近几年出现了一些有关miRNA 的相关报道。如在 2007 年,Gottardo 等人对 27 例肾脏组织标本(其中包括 20 个肾恶性肿瘤标本、4 个肾良性肿瘤标本和 3 个正常肾实质标本),采用 miRNAs 微阵列芯片进行研究,结果发现相对于正常肾组织,4个 hsa-miRNAs (miR - 185、miR - 28 、miR - 72 和 let - 7f - 2)在肾肿瘤中表达显著上调,不过没有发现下调的 miRNA,相关 miRNAs 的表达与肾肿瘤的分期、分级和肿瘤组织类型无关,且良性肿瘤与正常肾实质 miRNA 表达无显著差异[45,46]。2008 年 Nakada 等人利用含有 470 个已知序列的miRNAs 基因芯片研究肾脏透明细胞癌、肾嫌色细胞癌以及正常肾组织的miRNAs 表达谱,结果发现在肾透明细胞癌与正常肾组织中有 43 个miRNAs 表达有显著性差异,其中 37 个表达显著下调,6 个表达明显上调[47,48]。

与之前在 ccRCC 中的研究相比较,我们本次基因检测结果的差异可能与我们使用的芯片类型不同,以及技术平台不一致有关。我们本次使用的芯片包含了目前发现的几乎所有 miRNAs,这为肾透明细胞癌和癌旁正常组织对照提供了一份更加完整的 miRNAs 表达谱,可以让我们更加深入地了解 miRNAs 的表达差异。由于芯片检测费用比较昂贵,我们此次只检测了 8 对肿瘤及其配对组织,结果也具有一定的局限性,不远的将来希望我们的结果能得到更多 microarray 的验证或是实时定量 PCR 对某个特定异常表达的 miRNA 验证,从而得出更加精确的结果。

2.5 结 论

(1) 结合生物信息学分析,肿瘤组织与癌旁组织的比较,发现细胞周期调控、离子转运、RNA 剪切、蛋白质修饰及胞吞作用等基因功能被激活,而染色质修饰、细胞凋亡、DNA 损伤修复、细胞周期和氧化应激通路等基因功能被抑制。

（2）通过肿瘤组织与癌旁组织相比较，我们通过芯片检测共发现 13 个 miRNA 表达上调，20 个 miRNA 表达下调，其中 miR - 646 在肾透明细胞癌组织中表达显著下调。

（3）结合 miRNA 和靶基因的相互作用网络和功能及 pathway 分析，我们筛选出 miR - 646 在 ccRCC 中可能起着重要的调控作用，其可能通过调控 NOB1 基因影响细胞的凋亡（以及参与 MAPK 通路激活）从而影响肿瘤的发生发展与远处转移。

（4）通过生物信息学分析，结果发现肿瘤与癌旁组织相比较 MAPK 信号通路、VEGF 信号通路、TGFβ 信号通路、细胞凋亡信号通路、WNT 信号通路、核糖体多糖合成、EMT 细胞黏附、细胞骨架转运、EMT 细胞上皮间质转化、P53 信号通路、钙离子转运信号通路等受到异常表达的 miRNAs 基因的调控，从而影响肿瘤的发生发展与远处转移。

第3章

肾透明细胞癌组织中 miR－646、相关基因检测及其与肿瘤患者临床相关因素分析

　　由于肾细胞癌不明显的临床表现,肾癌患者发现血尿、疼痛或肿块等典型症状时往往肿瘤已经进展到中晚期阶段[49]。而目前临床对失去最佳手术机会的晚期肾癌,放化疗等常规治疗手段并不能取得令人满意疗效。虽然免疫治疗对晚期转移性肾癌有一定疗效,但有效率也只有 15% 左右,生存获益有限[50,51]。近些年越来越多的研究提示 miRNAs 可能在肿瘤的发生与发展过程中发挥着重要生物学作用,其可能起到癌基因或抑癌基因的作用,靶向 miRNA 及其靶基因的技术手段有可能成为治疗肿瘤的新途径[18,19,40]。前面两个部分研究中我们发现 miR－646 在肾癌组织中显著下调,之前的研究报道显示 miR－646 和 miR－637 在胶质瘤中可以显著抑制癌细胞的侵袭和转移,但其作用及机制研究在肾透明细胞癌中未见相关报道[52]。

　　miRNA 芯片检测技术的发展对临床大量组织样本的快速检测带来可能,其可以对各种组织细胞中目前已知 miRNAs 进行高通量分析检测,但毕竟芯片其检测结果可能存在一些误差,具有包含假阳性或假阴性结果的可能[34,53]。因此 miRNA 芯片检测结束后有相当必要对实验中发现的特定 miRNA 进一步分析与验证。由于 miRNA 长度约 22 nt,其片段很短,所以普通 PCR 方法并不适用检测这类小 RNA 分子[54]。而实时定量检测技术(Real-time PCR)为检测小

分子 RNA 提供了准确且便利的实验室手段[55]。实时荧光定量 PCR 技术由美国 Applied Biosystems 公司推出，技术发展于 1996 年，其最大优点是实现了 PCR 由原始的定性，进而到定量的跨度，且其与其他常规 PCR 相比较，实时荧光定量 PCR 具有特异性好，操作自动化程度更高及能有效解决 PCR 过程中容易污染的问题[56]。Real‑time PCR 检测原理是在 PCR 反应的体系试剂中加入荧光试剂，能够在 PCR 指数扩增期间通过特殊荧光检测系统对 PCR 反应中的光信号强度进行实时定量的监测，并最终对荧光数据进行分析处理来确定特异性产物的多少，并以此推断目的基因的初始表达量[57]。

　　实时荧光定量 PCR 据其原理一般可分为荧光探针法（TaqMan 探针）和荧光嵌合法（SYBR Green I 法）[58,59]。TaqMan 探针法是根据探针完整时，报告基团发射的荧光信号就会被淬灭基团吸收掉；当 PCR 产物扩增时，Taq 酶的 $5'-3'$ 外切酶活性会将探针酶切降解，继而淬灭荧光基团和报告荧光基团分离开来，从而使荧光监测系统可以接收到激发的荧光信号，意思为伴随每一条 DNA 链的扩增产生，随之而来会有相应的荧光分子产生，最终达到荧光信号的集聚与 PCR 产物的产生在同一时刻[60]。而 SYBR Green I 法通常使用能够结合于所有 dsDNA 双螺旋小沟区域的含有绿色荧光激发波长的燃料 SYBR Green I，通过对激发荧光强度的测量来实时监测 PCR 扩增的产物[61]。在本部分研究中我们选取前期芯片筛选中存在的显著性差异的 miRNA 进行实时荧光定量 PCR 实验，验证芯片筛选的结果，为后续体外细胞功能实验及体内裸鼠成瘤实验做准备。

3.1　材　　料

3.1.1　临床样本

　　本部分临床组织标本均来自同济大学附属第十人民医院泌尿外科，且均经该院病理科诊断证实为肾透明细胞癌,患者术前均未经放化疗,排除重大基础疾病(心肺器质性病变等),签署知情同意书。取材方法如下:肾脏肿瘤离体 10 分钟内切取肿瘤组织标本,在距肿瘤远端大于 3 cm 处切取癌旁对照组织。并且所有取材组织标本离体后均迅速以 Rnase-Free 的等渗盐水冲洗,之后立即装入冷冻管,并放入液氮中冷冻存放。长期保存需存放于液氮中,用于提取 RNA 等后续试验。

3.1.2 实验用试剂

(1) 实验用胎牛血清购自美国 GIBCO 公司,后放于 56℃ 水浴箱中灭活 30 min。分装后 −20℃ 保存,注意无菌条件下操作。

(2) Glutamine 谷氨酰胺购自 Sigma 公司,后配制成 1 mol/L,无菌过滤分装,−20℃ 保存备用。

(3) 青霉素(10 000 IU/ml)和链霉素(10 000 mg/ml)购自美国 GIBCO 公司,无菌环境下分装后 −20℃ 保存备用。

(4) EDTA − 0.25% 胰酶购自美国 GIBCO 公司。

(5) 氯化镍(镍 $Cl_2 \cdot 6H_2O$)购自 Sigma 公司,配制成 1 mol/L。

(6) Western blot 使用的抗 NOB1,SLC4A1,P38 MAPK,ERK1/2 抗体购自于美国 Abcam 公司,到货后 −20℃ 保存。

(7) 辣根过氧化物酶标记的二抗购自美国 Life technologies 公司。

(8) M − PER 蛋白抽提试剂购自 Life technologies 公司。

(9) BCA 蛋白分析试剂盒购自 Life technologies 公司。

(10) NE − PER 细胞核和细胞质蛋白抽提试剂购自上海艾博生生物科技有限公司。

(11) ECL Western Blot 购自试剂盒上海艾博生生物科技有限公司。

(12) 逆转录 M − MLV1 试剂盒(RT − PCR 使用)购自 Promega 公司。

(13) FastStart U 镍 versal SYBR Green Master 购自上海艾博生生物

科技有限公司(货号：04913914003)。

(14) TRI REAGENT® RNA 提取试剂盒购自上海艾博生生物科技有限公司(目录号 TR－119)。

(15) 氯仿、无水乙醇、异丙醇购自国药集团(上海)。

(16) DEPC(焦碳酸乙二酯)购自 Sigma 公司。

(17) DEPC 水的配制：1 L Milli Q 蒸馏超纯水中加入 2 ml DEPC,至终浓度为 2‰,剧烈振荡后室温下过夜,高压灭菌后分装保存备用。

3.1.3　实验用仪器

(1) HH・W21・600S 电热恒温水箱：跃进医疗器械公司(上海)

(2) 制冰机：长流科学仪器公司(北京)

(3) 37℃CO_2恒温培养箱：Thermo 公司(美国)

(4) 超低温冰箱：SANYO 公司(日本)

(5) 普通冰箱：青岛 Haier 公司(中国)

(6) 超净工作台：BAKER 公司(德国)

(7) 高速低温离心机：Eppendorf 公司(德国)

(8) 各种规格的微量移液器：Eppendorf 公司(德国)

(9) 低速水平离心机：上海飞鸽仪器公司(中国)

(10) 倒置相差显微镜：Olympus 公司(日本)

(11) 正置显微镜：Olympus 公司(日本)

(12) ELX800 酶标仪：One Lambda 公司(美国)

(13) 电子天平：Mettler-Toledo Gmbh Laboratory/Techmologies 公司(瑞士)

(14) FACS Calibur 流式细胞仪：BD 公司(美国)

(15) 玻璃板、灌胶架、样品梳：BioRad 公司(美国)

(16) 各种型号细胞培养瓶、培养皿、冻存管 Coring 公司

(17) 恒温振荡摇床：武汉科学仪器厂（中国）

(18) 旋涡混合器：MAXIMIXplusTM，Thermolyne 公司

(19) 低温高速离心机：3K30 型，Sigma 公司（德国）

(20) 磁力搅拌器：上海精科公司（中国）

(21) PCR 基因扩增仪：ABI PRISM 9700 PCR 扩增仪（美国）

(22) 凝胶成像仪：Apharmacia Biotech 公司（美国）

(23) 荧光定量 PCR 仪：Applied Biosystems 7900HT Fast Real-Time PCR System

(24) −80℃低温冰箱：三洋公司（日本）

(25) 恒压恒流电泳仪：北京六一仪器厂（中国）

(26) 电泳仪及电转仪：Bio-Rad 公司 Mi 镍 Protein Ⅱ型（美国）

(27) 酶标仪为 Thermo Scientific Microplate Reader

3.2　方　　法

3.2.1　miRNA 荧光定量 PCR 操作流程

3.2.1.1　Total RNA 抽提：

根据 Invitrogen 公司（上海艾博斯生物科技有限公司代理）的 Trizol RNA 抽提操作说明书进行下述总 RNA 抽提实验。

(1) 取 40～60 mg 肾癌组织标本浸泡于液氮中硬化，使用陶瓷研钵将液氮浸泡的肾透明细胞肿瘤及癌旁正常组织研磨成分（注意边研磨边添加液氮保持低温），研磨完成后将粉末转入预冷的 1.5 ml EP 管（RNase-free）中，加入 1 ml Trizol 溶液，轻轻震荡混匀。

(2) 将匀浆液在室温下孵育 10 分钟，至裂解液澄清。

(3) 按照 1∶5（氯仿∶TRIzol）的体积比加入氯仿后，盖严，上下轻微

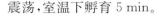
震荡,室温下孵育 5 min。

（4）在 4℃条件下 12 000 rpm 离心 15 min,离心后混合液分为三层,分别为底层红色的酚-氯仿相、中间相和无色的上层水相。上层水相和中间相之间会有一层蛋白沉淀。Total RNA 只存在于上层水相中,为加入 TRIzol 体积的 50%～60%,注意吸取时不要吸到蛋白层,因为容易导致后续的 RNA 降解。

（5）将水相层移入一个清洁的离心管中,按照每 50% 体积 500 μl 的比例加入异丙醇,混匀,室温下静置 10 分钟。

（6）在 4℃条件下 12 000 rpm 离心 10 分钟,这时 RNA 沉淀会形成胶状物沉在 EP 管底。

（7）Total RNA 洗涤:倒掉除去上清液,按照加入 1 mL 的比例加入 75% 乙醇(由 DEPC 水配制),轻轻振荡混匀。

（8）在 4℃条件下 7 500 rpm 离心 5 分钟,后弃上清液,用移液枪吸去试管内残留乙醇,室温下自然干燥 RNA 沉淀 5～10 分钟,注意不要让 Total RNA 完全干燥,原因在于总 RNA 干燥过度后很难再溶解。

（9）用 DEPC 处理过的水重溶 RNA。

（10）最后取样检测 RNA OD260/280 的比值及浓度计算,分装后 −80℃ 保存备用。

3.2.1.2　荧光实时定量 PCR 引物设计原则与方法

本实验部分针对要检测验证的 miRNA 设计了三条引物:茎环状结构引物用于反转录,特异性的引物为 40～50 个核苷酸,引物 5′端的 34～40 个核苷酸序列是相对固定的,形成一个茎环结构,引物 3′端的 6～8 个核苷酸与目标 miRNA 互补[62]。正向引物长 23～35 个核苷酸,在引物 3′端有 10～19 个核苷酸碱基与其对应的 miRNA 单链互补,而剩余约 14 个核苷酸的 Tm 值大于 65℃。通用的反向引物长度约为 23 nt,其中 13～

18 个核苷酸对应特异性反向引物茎环结构，而引物 5′端的 5 个核苷酸的 Tm 值大于 65℃。茎环结构逆转录引物和其相应的一对 PCR 引物；我们同时采用 hsa - U6 RNA 作为内参，进行归一化验证。本实验引物及内参均系自行设计，交由上海艾博斯生物技术有限公司合成。本实验中 miRNA 引物含内参 U6 共 3 种，U6 的 PCR 引物序列见下：(5′ - 3′) U6 - F CTCGCTTCGGCAGCACA，U6 - R AACGCTTCACGAATTTGCGT，引物产物长度约为 88 bp。我们的目的 miR - 646 扩增长度为 72 bp 左右，U6 扩增长度 88 bp。

3.2.1.3 逆转录体系实验流程

RT 体系实验采用 TOYOBO ReverTra Ace qPCR RT Kit（在此为 20 μl 体系），具体操作步骤如下：

(1) 9 μl D - D H_2O 与 5 μl total RNA 混匀后 65℃变性 5 min，冰上冷却备用。

(2) 将 RT 试剂置于冰上融化，准备 RT master mix，如下表所示。

RT 组 分	加入体积(μl)
RevertAid™ Reverse Transcriptase (200 U/μl)	1
5×Reaction Buffer	4
RiboLock™ RNase Inhibitor (20 U/μl)	1
dNTP Mix, 10 mM	2
Nuclease-free water	6
Total	14

(3) 将上述 RT mix 液体混匀，2 000 rpm 离心 1 min。

(4) 加入 4 μl 0.25 μg/μl Total RNA。

（5）加入 2 μl RT miRNA primer，混匀后离心 30 sec。

（6）42℃下保温 60 min，之后 70℃保温 5 min 后终止 RT 反应，实验程序结束后 cDNA 存于－20℃保存备用。

3.2.1.4　PCR 体系实验流程

（1）20 μl 反应体系，取 1 μl 逆转录产物进行实时定量 PCR 扩增，加入组分见下表。

PCR　组　分	加入体积(μl)
Power SYBR Green PCR Master Mix（2×）	10
Forward primer	2
Reverse primer	2
Template	1
D‑D Water	5

（2）反应循环条件：95℃ 10 min，之后 95℃ 15 sec，60℃ 60 sec，共 40 个反应循环。

（3）以 hsa‑U6 作为内参，相比于配对癌旁组织，使用 $2^{-\triangle\triangle Ct}$ 法计算肾透明细胞癌肿瘤和对照组织中 miRNA 的相对表达量。

3.2.2　靶基因 NOB1 和 SLC4A1 检测

3.2.2.1　PCR 体系中 RNA 逆转录获目的基因 cDNA

dNTP 和 M‑MLV 逆转录酶均购自 Promega 公司（美国），Oligo‑DT 购自上海艾博斯生物技术有限公司，根据 Promega 公司的 M‑MLV 操作说明书进行，反应步骤操作如下：

（1）将 1 μl Oligo‑DT（0.5 μg/μl）和 2.0 μg 总 RNA 加入到 PCR EP

试管中,补充 DEPC - H$_2$O 至 9 μl,之后混匀离心,在 70℃ 下温浴 10 min;后置于 0℃ 冰浴,使 Oligo - DT 和模板退火。

(2) 配制反应体系(冰上),混匀,离心,反应体系在 42℃ 反应 1 h,然后在 70℃ 10 min 使 RT 酶失活,最后将得到的 RT 产物 cDNA 存放 −80℃ 保存备用。

组　　分	体积(μl)
10 mM dNTPs	2
M - MLV - RTase	1
RNasin	0.5
5×RT buffer	4
DEPC Water	3.5

3.2.2.2　PCR 体系中目的基因引物探针设计

PCR 引物探针设计:应用 Primer 5.0 引物设计软件,设计 miRNA 靶基因引物,内参基因我们使用 GAPDH 作为内参。

(1) 引物设计序列如下表:

Gene	Primers	Nucleotide sequence 5′- 3′	Length (bp)
NOB1	Forward Reverse	AAGTCGACCTAACTTCT GCGCGGGGGGGAATCT	91
BLC4A1	Forward Reverse	ATAACCTGGATGCCGTCGT CCTAGCCAGTCGGATTTGA	105
GAPDH	Forward Reverse	CATCTTCTTTTGCGTCGCCA TTAAAAGCAGCCCTGGTGACC	115

(2) SYBR Green 掺入法荧光定量 PCR 反应体系的组成,荧光定量 PCR 扩增条件:94℃ 10 min;94℃ 15 s;60℃ 1 min;各循环 40 次。肿瘤组

织中的 RNA 荧光定量 PCR 拷贝数,根据标准曲线取得。

3.2.3　靶基因 NOB1 和 SLC4A1 的蛋白表达水平检测(Western blot)

3.2.3.1　总蛋白提取

(1)总蛋白提取

a. M‐PER 中加入蛋白酶抑制剂,混匀后冰上放置。

b. 在直径 100 mm 培养皿中的培养液吸去,PBS 小心地洗涤 1～2 次。

c. 在培养皿中加入预混入蛋白酶抑制剂的 M‐PER 试剂 1 ml,轻轻地震荡摇晃 5 min。

d. 收集溶解产物到 1.5 ml EP 离心管中,4℃ 条件下 14 000 g 离心 10 min,目的除去细胞碎片。

e. 收集离心后的上清用于后续蛋白检测分析。

(2)胞核及胞质蛋白提取

① 提取前准备:

a. 使用前在所需用量的胞质提取试剂Ⅰ(CERⅠ)和胞核提取试剂(NER)中加入蛋白酶抑制剂,注意胞质提取试剂Ⅱ(CERⅡ)不要加入蛋白酶抑制剂。混匀冰上放置。

b. 用含 EDTA 的胰酶消化贴壁细胞,500 g 离心 5 min,收集细胞。

c. 用 PBS 洗涤细胞 1～2 次。

d. 将 5×10^6 个细胞转移到 1.5 ml EP 离心管中,500 g 离心 5 min。

e. 用吸管小心地吸去上清液,通风橱中使沉淀物干燥。

② 胞核和胞质的蛋白提取:

a. 加入 200 μl 预冷的已混有蛋白酶抑制剂的 CERⅠ。在漩涡器上振荡 15 s,充分重悬细胞,冰上孵育 10 min。

b. 继续加入预冷的 11 μl CERⅡ,漩涡器上振荡 5 s 后,冰上孵育 1 min。

c. 上述步骤中产物漩涡器上振荡 5 s,16 000 g 4℃离心 5 min。

d. 之后将上清液(即胞质提取物)吸取到预冷的 EP 离心管中,－80℃ 保存。

e. 在下面沉淀中加入 100 μl 预冷的含有蛋白酶抑制剂的 NER,之后置于漩涡器上振荡 15 s,继续冰上孵育 40 min。注意每 10 min 漩涡器上混匀 15 s。

f. 上述步骤中产物 16 000 g 4℃ 离心 10 min。

g. 最后转移上清液(即胞核提取物)至预冷的 EP 离心管中,－80℃ 长期保存。

3.2.3.2 Western blot 所需试剂

(1) Western blot 电泳试剂

a. 配制 40% 的丙烯酸胺凝胶储备液:亚甲双丙烯酰胺 1.0 g,丙烯酸 37.5 g,溶于 50 ml ddH₂O,定容体积至 100 ml,后用滤纸过滤,存放 4℃ 冰箱避光保存。

b. 10% 的 SDS 溶液配制:称取 10 g SDS,溶于 100 ml ddH₂O,室温存放。

c. 配制 pH 值 8.8 的 1.5 M 的 Tris－HCl 的方法:Tris 45.43 g,ddH₂O 200 ml,加浓 HCl 约 4 ml 调节 pH 到 8.8,定容体积至 250 ml,室温存放。

d. 配制 pH 值为 6.8 的 1.0 M 的 Tris－HCl 的方法:32.29 g Tris,200 ml ddH₂O,用浓 HCl 调节 pH 到 6.8,ddH₂O 定容体积至 250 ml,高压灭菌室温保存。

e. 配制 pH 值为 6.8 的 0.5 M Tris－HCl 的方法:Tris 15.14 g,ddH₂O 200 ml,加浓 HCl 调节 pH 到 6.8,定容体积至 250 ml,室温保存。

f. 配制 10% 的过硫酸铵溶液:过硫酸铵 100 mg,ddH₂O 1.0 ml,用前新鲜配制。

g. 配制 5× 上样缓冲液:溴酚蓝 0.025 g,0.5 M Tris－HCl 2.5 ml,甘油 2.5 ml,二硫叔糖醇(DTT)0.39 g,SDS 0.5 g,上述充分混匀后,分装,

4℃存放备用。

h. 配制 10×电泳缓冲液(1 L)：甘氨酸 18.77 g，Tris 30.3 g，SDS 1 g 加 ddH₂O 定容体积至 1 L。充分溶解后室温保存。

（2）转膜试剂

a. 10 * TBS：NaCl 8.8 g，1 M Tris-HCl 10 ml，用 ddH₂O 定容体积至 1 L。

b. 配制转移缓冲液：Tris 5.8 g，甘氨酸 2.9 g，甲醇 200 ml，SDS 0.37 g，ddH₂O 定容体积至 1 L。

c. 配制 20% Tween-20：20 ml Tween-20 中加 ddH₂O 至 100 ml。混匀 4℃保存。

d. 配制封闭液：5 g 脱脂奶粉，溶于 PBS 缓冲液中，充分混匀。

e. 配制 PBS 洗膜液：7 L PBS 缓冲液中加入 20%Tween-20 1.65 ml。

3.2.3.3　Western blot 蛋白样品浓度的测定(BCA 法)

（1）蛋白标准品和工作液预处理：按照说明配制 BCA 工作液。

配制公式如下：工作液(ml)＝(9 标准品＋ n 个样本)×2 个复孔× 2 ml，按照所需工作液的总量来混合溶液 A 和 B，混合比例为 A：B ＝ 50：1；

（2）使用 2 mg/ml 的 BSA 来配制标准蛋白样品溶液，浓度分别为 0 μg/μl、0.1 μg/μl、0.2 μg/μl、0.4 μg/μl、0.8 μg/μl、1.2 μg/μl、1.6 μg/μl、2.0 μg/μl；

（3）然后将 20 μl 稀释好的待测蛋白样品和各浓度的标准品加入到 96 孔板中，每孔加 200 μl 配制好的 BCA 工作液，每样本设置三复孔；

（4）轻震荡混匀溶液在 37℃水浴箱孵育 30 min；

（5）室温下，酶标仪测定 562 nm 处吸光度，然后绘制浓度标准曲线计算出待测样品的蛋白浓度，需要注意的是所有的标本需在 10 min 内检测吸光度；

（6）标准曲线绘制：以浓度(μg/ml)做为横坐标，吸光度做为纵坐标绘制标准曲线，利用标准曲线计算出各样本的浓度。

3.2.3.4　Western blot 蛋白 SDS – PAGE 电泳

（1）制胶前准备工作：将玻璃板、梳子用清洁剂泡洗，电泳装置用水冲洗并晾干。玻璃板对齐后放入夹中卡紧，然后垂直卡在架子上准备灌胶；

（2）制胶：配置浓度为 10％的分离胶，配制方法如下：

组　　　　分	体　　积
30％丙烯酰胺	2.5 ml
1.5 M Tris – HCl，pH8.8	2.5 ml
10％ SDS	4.8 ml
D – D H₂O	4 ml
10％ AP	0.1 ml
TEMED	5 μl
Total	10 ml

（3）将上述溶液加入后迅速混匀，注意注入分离胶时小心操作，预留 3 cm 左右的空间加入浓缩胶，后顶层覆盖 ddH₂O。之后静置约 30 min。倒去 ddH₂O，用滤纸吸净上层残留液体；

（4）5％浓缩胶的制备，方法如下：

组　　　　分	体　　积
30％丙烯酰胺	0.5 ml
1.0 M Tris – HCl，pH6.8	0.625 ml
10％ SDS	0.05 ml
ddH₂O	3.825 ml
10％ AP	0.05 ml
TEMED	5 μl
Total	5.0 ml

（5）之后将浓缩胶小心注入分离胶顶部,注意避免产生气泡,然后插入梳子,待浓缩胶凝固后拔去梳子,用 ddH₂O 将孔冲洗 1 次,电泳缓冲液洗 1 次;

（6）将制备好的胶放入电泳槽,加电泳缓冲液;之后根据样品浓度上样;

（7）蛋白电泳:电压开始为 80 V,待条带跑过浓缩胶后,将电压加大到 120 V,然后持续电泳至浪酚蓝条带跑到凝胶底部后关闭电源。

3.2.3.5　Western blot 转膜

（1）待电泳行将结束前准备好新鲜配制的转膜缓冲液,根据跑胶大小准备 PVDF 膜,依据转膜大小裁剪滤纸,将滤纸和转膜同时放入转膜缓冲液中浸泡;

（2）制备"夹心饼"(三明治包夹法):按照如下顺序:纤维垫-滤纸-膜-胶-滤纸-纤维垫;

（3）将凝胶一边接负极,然后 PVDF 膜一边接正极,恒压 80 V;

（4）然后关闭电源,取出膜,将凝胶转移到盛有考马斯亮蓝染色液的托盘里,进行染色,注意检查蛋白转移是否完全;

（5）注意:转膜槽外加要冰降温,恒流时间为 600 mA 转膜 1.5 h。

3.2.3.6　Western blot 免疫反应

（1）封闭:将 PVDF 膜取出后用 TBS 液洗 1 次后加入封闭液,摇床封闭 60 min;

（2）加一抗:洗去封闭液,加一抗,用含脱脂奶粉的 Tris 缓冲液以 1∶1 000 稀释的 NOB1 和 SLC4A1 单克隆抗体后 4℃摇床孵育过夜;

（3）洗膜:室温下用 TBST 在脱色摇床上洗膜 3 次,每次 15 min,然后室温下用 TBST 液在脱色摇床上洗膜 3 次,每次 10 min;

（4）加二抗：加辣根过氧化物酶标记的二抗（注意稀释比例为 1∶5 000），最后室温下孵育 60 min。

3.2.3.7　Western blot ECL 化学发光及凝胶成像仪拍照分析结果

（1）洗膜：首先将 ECL 试剂盒中 A/B 试剂置于保鲜膜上等比例混合。1 min 后，将膜上蛋白面朝下一侧与混合液充分接触，洗膜 3 次，1 min 后，将膜转移至另外保鲜膜上，除去残液；

（2）拍照：将膜置于 Bio-Red 凝胶成像仪上检测并曝光拍照；

（3）图像分析：将曝光好的图片进行灰度分析，计算 Western blot 图片中每个蛋白条带灰度值。

3.2.4　免疫组织化学检测 NOB1 蛋白表达

3.2.4.1　制作石蜡切片和 HE 染色步骤

（1）标本取材：切取的组织块不宜太大，最大直径不超过 2 cm；

（2）福尔马林固定：生理盐水冲洗切取好的组织块然后放入固定液固定 24 h；

（3）组织脱水：取材依次经 75%、78%、85%、95%、95%、100%各不同浓度乙醇中脱水，分别 2～3 h；

（4）组织透明：无水乙醇与二甲苯等量混合液浸泡 1 h，其中二甲苯Ⅰ 1 h，二甲苯Ⅱ 1 h；

（5）组织块浸蜡：恒温箱 62℃孵育，二甲苯与石蜡溶液等量混合 1 h，其中石蜡Ⅰ 1 h，石蜡Ⅱ 1 h 浸泡；

（6）组织包埋：将融化的石蜡和已经浸蜡的组织块固定于包埋专用槽内；

（7）组织切片：切片机切组织成 5～10 μm 的石蜡片；

（8）组织贴附：恒温水浴锅（40℃～45℃）中轻轻展片，将切片贴附于玻片上，后放入烤箱内烘烤干；

（9）组织切片 HE 染色，具体步骤如下：

a. 将组织切片放入苏木精染液中染色 10 min；

b. 放在自来水流水下冲洗 1～2 min；

c. 把切片移入分化液（1％盐酸乙醇制）约 30 s，待切片变红，颜色变浅行下步；

d. 在自来水流水下水洗切片 2～3 min，待其恢复蓝色行下步；

e. 将切片依次进入 50％、75％、85％乙醇中分别 2 min 进行脱水；

f. 然后在 1％伊红乙醇液中复染 2～3 min；

g. 组织脱水：95％乙醇冲去切片上多余红色染液，后无水乙醇浸泡 5 min；

h. 切片移入无水乙醇中与二甲苯等量混合，其中二甲苯Ⅰ，二甲苯Ⅱ分别 5 min；

i. 组织切片封片：切片上滴中性树胶 1 滴，加盖玻片轻轻压平封固，平放晾干。

3.2.4.2　免疫组化染色步骤

（1）将石蜡切片脱蜡至温水水浴中；

（2）在室温下 3％ H_2O_2 下孵育 10 min；

（3）用蒸馏水冲洗切片，然后 PBS 溶液中浸泡 3 次，每次 10 min；

（4）室温下在 10％山羊血清中孵育组织封闭 10 min，然后除去血清。随后滴加一抗稀释液（稀释比例见说明），37℃下孵育 10 min，4℃过夜；

（5）用 PBS 冲洗 3 次，每次 5 min；

（6）随后滴加适量用生物素标记的二抗工作液，37℃下孵育 30 min；

（7）用 PBS 冲洗 3 次，每次 5 min；

（8）之后滴加适量辣根酶，37℃孵育 30 min；

（9）用 PBS 溶液冲洗 3 次，各洗 5 min；

（10）显色剂显色 5～10 min，流动自来水下轻轻冲洗，后依次复染-脱水-透明-封片；

（11）在病理科医师指导下读片及计算染色评分。

3.2.5 统计分析方法

运用 SPSS13.0 软件进行统计分析。本部分分为 3 个不同实验组,每实验做 3 次重复,数据按(X±SD)计算。组间使用 S 检验进行统计学分析,使用单变量和多变量风险模型分析肿瘤转移相关函数,Fisher's 精确 t 检验分析高级别和低级别相关肿瘤模型。$P<0.05$ 认为结果具有显著性差异意义。

3.3 结 果

3.3.1 肾透明细胞癌中 miR-646 和 NOB1 的表达情况和单变量和多变量风险模型分析

本部分实验使用 Realtime-PCR 的方法检测了 21 例(Total patients＝100 例)发生远处转移的(Distant Metastasis,DM)配对肿瘤与癌旁组织的临床样本中 miR-646 和 NOB1 的表达情况,其中 miR-646 在肾细胞癌组织中明显低表达,而 NOB1 在肾细胞癌组织中明显高表达($P<0.05$,分别地),如图 3-1 所示,这也从而验证了第 2 章中芯片结果的准确性。之后我们用单变量和多变量风险模型方法分析了 100 例组织样本中 miR-646 高表达 30 例(30％),低表达 70 例(70％),低表达组 19 例发生远处转移(27.1％),而 miR-646 高表达组只有 2 例发生远处转移(6.7％);NOB1 在肾癌中低表达 27 例(27％),其中 4 例发生远处转移(14.8％),而高表达组 73 例(73％),其中 17 位患者发生远处转移(23.3％)。图 3-1 结果显示 miR-646 表达水平与 NOB1 表达显著负相关,且 miR-646 表达水平与肿瘤发生远处转移显著负相关。

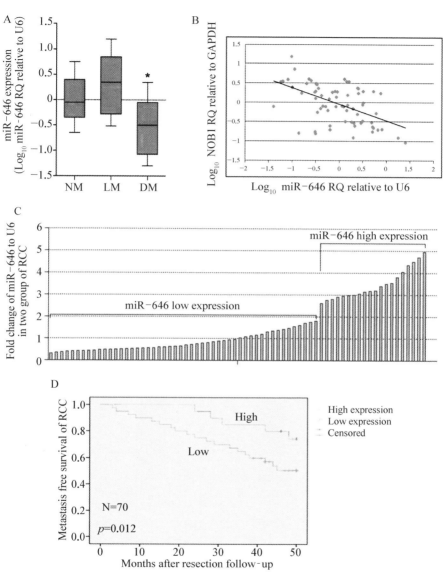

图 3‑1　肾透明细胞癌中 miR‑646 和 NOB1 的
表达情况与远处转移相关性分析

通过对比组织芯片结果及实时荧光定量 PCR 结果的分析，我们的结果提示 NOB1 在肾脏肿瘤组织中表达明显高于相邻癌旁正常组织（$P < 0.05$）。与临

床病理资料进行对比分析后,我们发现 NOB1 的高表达与肿瘤 T 分期、远处结转移和临床肿瘤 cTNM 分期等密切相关,NOB1 的表达水平与肿瘤 T 分期存在密切相关性,且与患者的生存预后存在显著性相关(图 3 - 2)。术后患者随访,100 例肾细胞癌患者在整个观察期间内中位随访时间为 20 个月(0～51 个月),中位随访时间 54 个月(39～60 个月)。生存分析方法采用 Kaplan－Meier 生存曲线以及 Log-rank 检验,结果提示在肿瘤组织中的 NOB1 低表达组的患者较高表达组有更好的整体生存率($P < 0.05$)(图 3 - 2,表 3 - 1)。

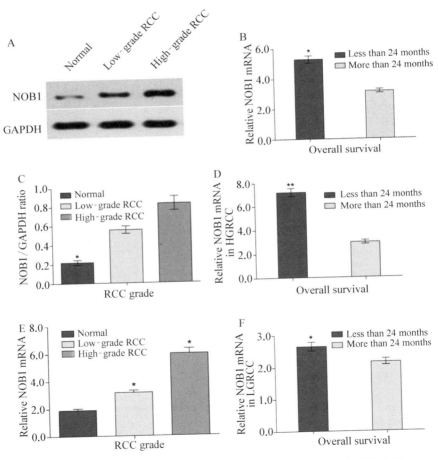

图 3 - 2　肾透明细胞癌患者 NOB1 的表达情况与患者生存预后分析

表 3 ‑ 1　肾透明细胞癌患者 miR ‑ 646、NOB1 的表达情况与肿瘤患者生存预后分析

Variables	DM(%)	Univariate		Multivariate		
		p	OR	p	OR	(95% CI)
Gender		0.724	0.441	0.312	0.361	(0.265—1.980)
Male(79)	18(22.8)					
Female(21)	3(14.3)					
Age		0.376	0.801	0.432	1.459	(0.189—2.430)
≤60(71)	13(18.3)					
>60(29)	8(27.6)					
Tumor size		0.043	3.147	0.021*	4.776	(0.476—5.832)
≤7(54)	8(14.8)					
>7(46)	13(28.3)					
Grade		0.174	1.756	0.338	2.249	(0.347—3.781)
1(65)	11(16.9)					
2—3(35)	10(28.6)					
pT Stage		0.034*	1.95	0.047*	3.161	(0.590—4.291)
T1—T2(65)	7(10.8)					
T3—T4(35)	14(40.0)					
miR ‑ 646 expression		0.027*	5.049	0.017*	5.483	(1.214—18.815)
Low(70)	19(27.1)					
High(30)	2(6.7)					
NOB1 expression		0.039*	4.714	0.048*	5.197	(2.364—20.863)
Low(27)	4(14.8)					
High(73)	17(23.3)					

Abbreviations：DM：distant metastasis；OR：odds ratio；CI：confidence interval. * statistics significant.

3.3.2 不同级别肾透明细胞癌中 **NOB1** 的表达情况及其与临床病理特征的关系

本部分的肾细胞癌免疫组织化学检测结果显示,NOB1 蛋白主要表达在细胞核与细胞质中,胞膜表达较少(图 3 - 3)。免疫组化结果分析显示,79.3%的肾癌组织中 NOB1 蛋白阳性表达,而癌旁对照组织 NOB1 的阳性表达率仅为 11.6%,两者比较差异有统计学意义($P<0.01$)。NOB1 蛋白在肾透明细胞癌 AJCC(American Joint Committee On Cancer)分期Ⅰ~Ⅱ期组织中的阳性表达率为 63.1%,而Ⅲ~Ⅳ期组织中的阳性表达率为 86.9%,两者差异具有统计学意义($P<0.005$);组化结果提示随着肾脏肿瘤分级逐渐上升($P<0.001$)以及淋巴结转移等转移事件的发生($P<0.05$),NOB1 蛋白的阳性表达逐渐增加,结果提示组间差异具有显著统计学意义(图 3 - 3)。

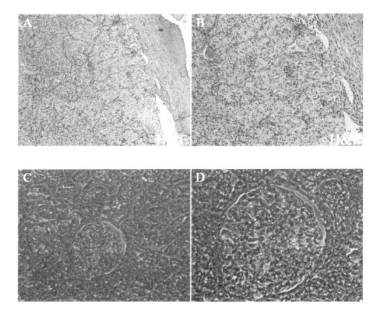

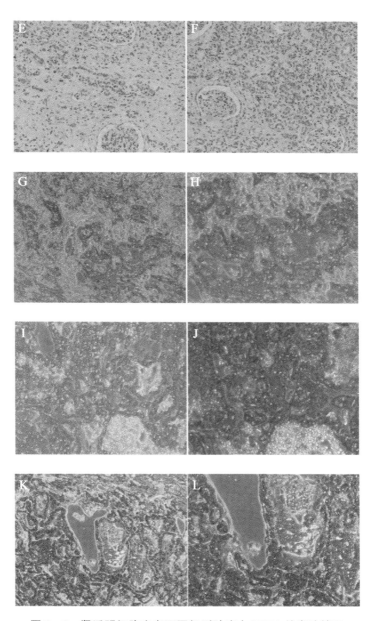

图 3 - 3　肾透明细胞患者不同级别肿瘤中 **NOB1** 的表达情况

3.4　讨　　论

目前的研究表明,人类基因组中已检测了 1 700 多个 miRNAs 的存在,而粗略估计约有 30%的蛋白编码的基因受上游 miRNA 的调控[63]。研究显示,miRNA 不仅参与了机体多种正常的生理作用和过程,还可能参与了不同疾病的发生,例如它在肿瘤中的表达异常提示其肿瘤发病中可能起着重要作用[40]。近些年来,人肾癌的发病率呈逐年上升的趋势,2014 年最新流调统计显示肾癌已经成为目前我国十大恶性肿瘤之一[64]。目前我国男性肾癌的发病率约为 4.5/10 万,而女性约为 3.4/10 万,肾肿瘤是泌尿系统第二大恶性肿瘤,发病率仅次于膀胱癌[65]。肾肿瘤的发病率每年递增 2.5%左右,应该引起患者和医护人员的足够重视。目前条件下根治性肾癌切除术仍然是治疗肾癌的首选方式,但是对于已经失去手术机会的晚期肾癌患者,放化疗等常规恶性肿瘤的治疗手段并不能取得令人满意的疗效[66]。目前来看免疫疗法对晚期肾肿瘤患者有一定疗效,但对于转移性肾癌患者其有效率只有 15%上下,且患者生存获益有限。不过从 2006 年美国 FDA 批准了 Sunitinib(舒尼替尼)用于晚期肾肿瘤患者的治疗,为晚期肾癌患者的治疗揭开了新篇章,标志着肾癌靶向治疗时代的正式到来[67-69]。在此项研究中我们希望现在 miRNAs 的研究热度能够为肾癌患者靶向治疗提供新的思路与线索。

在前面的实验中我们发现了肾透明细胞癌(ccRCC)患者肿瘤与癌旁组织中 miRNAsd 的表达谱,继而我们通过生物信息学分析,发掘并明确了 miR - 646 在 ccRCC 中可能起着重要的调控作用。虽然我们在前芯片检测阶段已经将每个肿瘤组织标本筛查结果进行比对,但假阳/阴性结果仍然有存在的可能,所以我们用后述的分子生物学方法进行验证的步骤也是必要的。分析后认为造成 miRNA 芯片假性的原因在于 miRNAs 只是一类很短的小分子 RNA,例如不同 miRNA 长度之间有的仅仅相差 1～2 bp,有部分的小分子 RNA 其表达水平很低,所以需要使用更加灵敏且能够定量的分析工具与方法[70,71]。

Real‑time PCR(荧光定量 PCR)技术在 1996 年是由美国的 Applied Biosystems 公司推出,因此方法具有特异性强,灵敏度和自动化程度更高等特点,一经推出便被广大科研工作者接受并广泛使用[72]。其技术原理是在 PCR 反应体系中加入特殊荧光化学显色物质。目前最常用的是 SYBR Green Ⅰ染料方法以及 Taqman 探针 PCR 检测方法[73]。因为转录成熟的 miRNA 仅有 18～24 nt 大小,这大大限制了检测的引物和探针核苷酸序列选择余地[74,75]。本部分实验以 hsa‑U6 作为检测 miRNAs 的内参,通过计算 PCR 体系中的 CT 值,即可推算出 miRNAs 的相对表达水平[76]。本实验验证了 miR‑646 在临床肾脏肿瘤样本中的表达水平,结果与芯片相一致。

我们通过前期生物信息学预测与分析,找到了 miR‑646 在肾透明细胞癌组织中可能的靶基因为 NOB1 基因,然后我们通过 Realtime‑PCR、Western blot 和免疫组织化学的方法检测了 NOB1 基因在临床肿瘤组织中肿瘤与癌旁组织的 mRNA 和蛋白分别地表达水平。其中 100 例组织样本中 miR‑646 高表达 30 例(30%),低表达 70 例(70%),低表达组 19 例发生远处转移(27.1%),而 miR‑646 高表达组只有 2 例发生远处转移(6.7%);NOB1 在肾癌中低表达 27 例(27%),其中 4 例发生远处转移(14.8%),而高表达组 73 例(73%),其中 17 位患者发生远处转移(23.3%)。免疫组织化学检测结果显示,NOB1 蛋白主要表达在细胞核与细胞质中,胞膜表达较少。免疫组化结果分析显示,79.3% 的肾癌组织中 NOB1 蛋白阳性表达,而癌旁对照组织 NOB1 的阳性表达率仅为 11.6%,造成原因可能由于临床肿瘤样本的个体差异。根据本部分的实验结果,我们得出结论,NOB1 基因 mRNA 和其蛋白表达水平与 miR-646 表达水平显著负相关,组化结果提示随着肾脏肿瘤分级逐渐上升以及淋巴结转移等转移事件的发生,NOB1 阳性表达逐渐增加,提示组间差异具有显著统计学意义。

3.5　结　　论

(1) Real time PCR、Western blot 和细胞免疫组织化学检测肾细胞癌肿瘤组织与对照癌旁组织 miR-646 的表达结果与芯片筛选结果相一致。

(2) 与肾细胞肿瘤组织相比较,非编码小分子 RNA-646 表达水平显著下调,且 miR-646 表达水平与肿瘤患者临床特征因素有显著相关性。

(3) 与肾癌肿瘤组织相比较,肾癌组织中 NOB1 表达水平显著上调,且 NOB1 表达水平与患者临床特征因素显著性相关,其中转移性肾癌患者组织中 NOB1 表达水平更高。

(4) 肾透明细胞癌患者组织中 miR-646 与 NOB1 表达水平呈显著性负相关。分别与肿瘤患者 TNM 分期、肿瘤分级与远处转移有关。

第 *4* 章

miR-646 靶基因验证及其在肾透明细胞癌中的作用及机制研究

在实验前面部分中研究我们发现 miR-646 在肾透明细胞癌组织中明显下调,而之前的研究报道表明 miR-646 和 miR-637 等可以抑制神经胶质瘤细胞的侵袭和远处转移,不过其作用及机制在肾癌中未见相关报道,结合我们之前芯片和 Real time PCR 验证的结果表明 miR-646 在肾癌中的异常表达情况,我们现在的猜测是 miR-646 是否可能作为潜在的肿瘤抑制基因而在肾细胞癌的发生发展与远处转移中起重要作用。研究表明动植物细胞中的 miRNAs 主要是通过其与靶基因 mRNA 的 3′端非编码区的(3′UTR)序列不完全的碱基互补结合,从而促进 mRNA 转录抑制或降解,从而抑制 mRNA 翻译[77,78]。miRNA 对靶基因的调控表现两个特点,一是一种 miRNA 通常可以调控多个靶基因,二是一个靶基因也可能同时被多个 miRNA 调节,而这就往往构成了 miRNAs 与其靶基因之间的复杂调控网络[79-81]。

研究表明,miRNA 和其靶基因之间相互作用关系通常具有一定的规律,这种调控的通行就可以让研究者能够通过生物信息学软件与方法来预测和验证两者之间的相关性[82]。目前大量的实验已经证实了这些预测数据具有很高的可验证性、特异性和准确性[83]。目前的研究显示,用来预测 miRNAs 和其靶基因的方法已有十余种,而这些算法主要都是以靶基因的 3′UTR 区域和 miRNAs 之间存在的种子序列的相结合性,而这种结合性联合了两者之间结合熵值,其可用于判断 miRNAs 与其靶基因之间的相关性[84,85]。不过因为各种算法之间采用的模型各有不同,而预测结果也存在一定的差异性,所以 miRNAs 与其靶基因之间的相互作用关系仍需要通过实验来进行确认[86]。

我们在本部分采用目前常用的双荧光素酶报告系统来验证 miR - 646 的靶基因,双荧光素酶报告法是现在常用的一种 miRNA 与其靶基因相互作用关系的验证法,实验基本原理是将待验证靶基因的 3′UTR 区域(注意一定要包含靶向 miRNA 的结合位点区)构建到双荧光素酶开放阅读框序列[87]。若待测 miRNA 与其靶基因的 3′UTR 区域存在着靶向互补结合时,下游用作报告载体基因的荧光素酶的生成将受到很大抑制,这就可以通过检测双荧光素酶活性的改变来确定目标 miRNAs 和其靶基因之间是否存在特异性的靶向调控关系[88,89]。本部分实验根据前述部分研究 Targetscan 和 miRADA 软件预测的 miR - 646 可能靶向的下游 mRNA,采用双荧光素酶报告检测系统验证生物信息学预测的靶基因,进而对 miR - 646 在肾细胞癌中远处转移的转移机制进行体内和体外的实验研究。

4.1 材料和仪器

4.1.1 细胞系及动物模型

293T:美国 ATCC(American Type Culture Collection)来源的人胚肾细胞系,培养基为含 10% 胎牛血清(Fetal Calf Serum,FCS)的高糖 DMEM 培养基于 37℃,5% CO_2 的条件下培养。

786 - 0、ACHN 和 Caki - 2 细胞系:美国 ATCC(American Type Culture Collection)来源于原发的人肾癌细胞系,用含 10% 胎牛血清(fetal calf serum,FCS)的 1640 培养基,后两者采用 MEM 培养基添加青霉素链

霉素及 10％胎牛血清于 37℃,5％ CO_2 的条件下培养。

BALB/c‐nu 裸鼠购于复旦大学医学动物中心。

4.1.2 细胞培养基质粒抽提相关试剂盒

细胞培养:

DMEM 培养基［High Glucose,4.0 mM L-Glutamine,4 500 mg/L Glucose,110 mg/L Sodium Pyruvate;1/100 Penicillin/strepen(购于 Gibco 15140‐122)］;

10％ FCS Gibco 公司,美国;

质粒抽提:

质粒 DNA 抽提试剂盒、胶回收试剂盒(天根生化生物科技有限公司);

定点突变检测试剂盒(北京赛百盛基因科技有限公司);

双荧光素酶检测试剂盒 Dual-Lucifer's system(Promega 公司 美国,艾博斯公司代理);

限制性内切酶(TAKARA 公司);

DNA 剪切聚合酶 PFU 酶、DNA 连接酶(购于天根生化科技有限公司);

转染试剂 Lipofectamine 2000 (Invitrogen 公司,购于上海艾博斯生物科技有限公司);本部分实验引物片段由上海艾博斯生物科技有限公司合成。

4.1.3 实验主要仪器

细胞功能实验相关仪器如下:

产 品 名	公司/型号
CO_2 恒温培养箱	Nuaire
高速冷冻离心机	BECKMAN 公司
细胞计数板	上海跃进医疗器械公司

续　表

产　品　名	公司/型号
普通冰箱	中国 Haier 公司
细胞培养瓶、培养皿	美国 Corning 公司
细胞冻存管、吸管、移液器枪头	美国 Corning 公司
倒置显微镜	日本 Olympus 公司
HH·W21·600S 电热恒温水箱	上海跃进医疗器械公司
超净工作台	美国 Baker 公司
移液器	德国 Eppendorf 公司
酶标仪	美国 Thermo 公司

细胞实验使用材料如下：

材　　料	公司/来源
DMEM 培养基	美国 Gibco 公司
MTT 试剂	中国碧云天生物公司
高速冷冻离心机	BECKMAN 公司
96 孔板	美国 Corning 公司
胎牛血清	美国 Gibco 公司
青链霉素	美国 Gibco 公司
胰蛋白酶	美国 Gibco 公司
PBS 溶液	Invitrogen 公司
DMSO	Sigma 公司

4.2　方　　法

4.2.1　靶基因双荧光素酶活性检测

（1）细胞重组质粒共转染和样本收集步骤：

将相等数量(1×10^6)人 293T 细胞分别转进 24 孔培养板中,将 24 孔板置 37℃ 孵箱中细胞培养。细胞融合程度长到 80% 左右时,更换培养液为无青霉素/链霉素的含血清 MEM 基础培养基过夜。转染的过程根据所购的 Invitrogen 转染试剂说明书进行操作转染。

质粒共转染分组如下:

Control 对照组:PGL3－GFP＋psiCHECK－2

空白对照组 1:pGL3－GFP＋psi－NOB1

实验组 1:pGL3－mir646＋psi－NOB1

空白对照组 2:pGL3－GFP＋psi－NOB1 Mut

实验组 2:pCDH－mir646＋psi－NOB1 Mut

实验组 3:pCDH－mir646＋psi－NOB1 Wt

(2)荧光素酶活性测定:

293T 细胞转染 48 h 后进行细胞荧光素酶活性检测,操作按照 Promega(美国)试剂盒 Dual Lusiferase reporter assay system 技术手册说明进行操作。

① 细胞裂解液的制备:

a. $5 \times$PLB　30 ml,与 120 ml 灭菌蒸馏水混合,使之成为 $1 \times$PLB(Passive lysis buffer,即被动裂解液)工作液,储存在 4℃ 备用;

b. 吸去 24 孔板中培养孔里的细胞培养液,PBS 轻轻洗涤培养孔 3 次,注意不要将贴壁细胞冲掉,之后将培养孔中残液去除;

c. 24 孔中每孔加入 100 μl 的 $1 \times$PLB 工作液,置于摇床中 37℃ 下 115 rpm 轻摇晃细胞培养板 15 min;

d. 把细胞裂解液吸取进 EP 离心管中,12 000 rpm 下低温离心 30 s,之后收集上清液进行下部检测。

② 双荧光素酶的报告基因系统检测:

a. 把 10 ml 荧光素酶测试缓冲液加到冻干粉底物中,轻轻混匀,配制成为荧光素酶检测试剂 II（LAR II），将其标记为 LAR II，－20℃下储存；

b. 量取 50×浓度的 Stop&Glo® 底物 100 μl，将其与 5 000 μl 的 Stop&Glo® 缓冲液在试剂瓶中轻轻混匀，将其配制成 Stop&Glo® 试剂，－20℃下储存备用；

c. 在每支检测试管中预先加入 100 μl 的 LAR II 溶液；

d. 设置检测程序：检测仪上设置 2 s 预测延时、10 s 测定时间；

e. 把 20 μl 细胞裂解液加到检测试管中，轻轻混匀，检测试管放入检测仪器，点击开始检测；

f. 记录检测值 1（萤火虫荧光素酶活性）；

g. 再加入 100 μl 的 Stop&Glo® 试剂，轻轻混匀，然后将检测试管放入检测仪器中再次点击检测；

h. 最后记录检测值 2（海肾荧光素酶活性）。

注意：最后通过实验测定并计算被测样本的荧光素酶活性平均值，将实验数据记录并经统计软件分析和计算。计算公式为：（实验的 firefly －对照组 firefly）/（实验组的 Renilla －对照组 Renilla）。

4.2.2 转染后肾癌细胞系和 293T 细胞中 miR－646 和相关因的表达水平检测

（1）细胞总 RNA 抽提：

a. 吸去细胞培养基，用 1×PBS 清洗 2～3 次，注意不要直接冲洗贴壁细胞；

b. 按照 10 cm^2/1 ml Trizol 比例添加裂解液，将细胞放置片刻，以便使裂解液充分分布于转染细胞表面，用移液枪充分吹打细胞后转移至 RNA-free 酶的 EP 离心管中，继续反复吹打至无明显沉淀出现；

c. 将 EP 管室温下静置 5 min；

d. 再加 1/5 体积氯仿(～200 μl),之后剧烈振荡 15 s,待细胞裂解液充分乳化不出现分相现象后室温静置 5 min;

e. 4℃下 12 000 g 离心 15 min;

f. 取出离心管后,吸取上清液转移至另一 RNA-free 酶的离心管中;

g. 继续加等体积的异丙醇(～500 μl),震荡使之充分混匀,室温下静置 10 min;

h. 4℃下 12 000 g 离心 10 min 后弃上清,继续低速离心 5 s,吸去残留的异丙醇;

i. 使用 1 ml 75％乙醇洗涤,4℃下 12 000 g 离心 5 min,轻轻弃去乙醇液体;

j. 室温环境下干燥 2～3 min,之后加入 20 μl 灭菌的 DEPC 水溶解沉淀物,震荡 EP 管至沉淀物完全溶解;

k. 最后测定总 RNA 浓度:测定吸光度比值 $OD_{260}/OD_{280}=1.91$ 为较适宜数值,此数值下提取的总 RNA 纯度高,且无蛋白和 DNA 杂质。

(2) cDNA 合成步骤:

a. 使用离心管来配制 PCR 混合液(总量 12 μl 体系),注意所有操作冰上进行;

按照以下体系配制混合液:

模板 RNA	5 μg
Oligo(dT)$_5$Primer(50 mmol/L)	1 μl
RNase free dH$_2$O	添加总体积至 12 μl

b. 将上述反应体系置于 65℃保温 5 min,之后置于冰上冷却 2 min;

c. 经过数秒离心后,在 PCR 试管中配制下述反转录反应液:

上述模板 RNA/引物变性溶液	12 μl
dNTP Mixture(各 10 mmol/L)	2 μl
RNase Inhibitor(40 U/μl)	1 μl

5×M－MLV Buffer	4 μl
RTase M－MLV(RNase H－)(200 U/μl)	1 μl

d. 42℃下保温 1 h；

e. 70℃下保温 5 min 后置于冰上冷却，将得到的 cDNA 直接用 2nd-Strand cDNA 的合成或者 PCR 扩增，产物－20℃保存备用。在此 PCR 扩增时的 cDNA 推荐最大使用量为 1 μl。

（3）PCR 反应步骤：

a. 引物设计如前所述；

b. PCR 管中配制 PCR 反应混合液，冰上操作。反应体系如下：

试　　剂	体　　积
primer F(10 uM)	0.5 μl
primer R (10 uM)	0.5 μl
RT 反应液（cDNA 溶液）	1 μl
DEPC dH₂O（灭菌蒸馏水）	8 μl
subgreen mix（2×）	10 μl
Total	20 μl

4.2.3　转染 miR－646 后肾透明细胞癌细胞增殖影响的检测（MTT 法）

（1）收集转染后对数生长期细胞，胰酶消化 3 min 左右，置于倒置显微镜下观察胰酶消化后的细胞形态改变，当中等量细胞开始悬浮时，立即加入适量细胞常规培养液终止消化，移液枪吹打细胞使之分散成单个细胞；

（2）使用血球计数板进行细胞计数，将 96 孔板每孔 3 000～8 000 个细胞密度种植，设置 3 复孔。每 2 天更换培养液 1 次；

（3）从第 1 天起开始观察，连续 5 天在每天固定时间，每个孔加入 20 ul MTT 溶液（5 mg/ml，即 0.5% MTT），37℃ 条件下 5% CO_2 培养箱中继续孵育 4 h；

（4）终止细胞培养，同时小心吸去待测孔内培养液体；

（5）每孔加入 150 μl 体积 DMSO，置于摇床上进行低速振荡 10 min，目的使结晶物充分溶解。开始测定前酶标仪需要提前预热，酶标仪 OD 490 nm 测量各孔吸光值，存取数据；

（6）根据所测 OD 值，以时间为横坐标标记，吸光值为纵坐标标记绘制细胞的生长曲线。

4.2.4　转染 miR – 646 后肾透明细胞癌细胞迁移的检测（Wound healing 法）

（1）划痕实验：

a. 用 Marker 笔在 6 孔板背后均匀划横线，大约每隔 0.5～1 cm 一道，横穿过孔。原则为每孔至少穿过 5 条线；

b. 在每孔中加入约 5×10^5 个细胞，掌握原则为过夜能铺满；

c. 第 2 天用枪头比着直尺，尽量于垂至背后的横线划痕，注意枪头要垂直，不能倾斜。用 PBS 洗细胞 2～3 次，去除划下的漂浮细胞，后加入无血清培养基。放入 37℃ 5% CO_2 培养箱中培养；

d. 按照固定时间间隔取样，拍照。

（2）Transwell 细胞迁移实验：

a. 实验前将所有细胞培养相关试剂和 Transwellchamber 置于 37℃ 恒温水浴箱水浴加热；

b. 收集对数生长期的转染后的细胞，使用不含血清培养基的向您培养液重悬细胞，调整细胞数目为 5×10^6 个/ml；

c. 在 Chamber 下室加入 600 μl 含有 20% 血清的培养基。在 Chamber

上室加入 150 μl 细胞重悬液,放于 37℃ 条件下 5% CO_2 培养箱中继续培养细胞 24 h;

　　d. 之后取出 Chamber,后吸干上室的液体,用甲醇室温下固定 30 min;

　　e. 用结晶紫染液室温下染色 30 min,PBS 冲洗浸泡 3 次,后用棉棒小心擦去上室底部的膜表面上细胞;

　　f. 将 Chamber 底面朝上晾干,后移至载玻片上面使用中性树脂封片;

　　g. 在显微镜下随机选取 5 个视野计数细胞数目,统计并计算结果。

4.2.5　转染 miR－646 后肾透明细胞癌细胞凋亡的检测(FACS)

　　(1) 收集转染后肾癌细胞,PBS 重悬并进行细胞计数。取(5～10)×10^5细胞,1 000 r/min 离心 5 min 后弃上清液,重新加入 65 μl Annexin V － FITC 结合液重悬细胞;

　　(2) 继续加 5 μl AnnexinV － FITC,轻轻吹打混匀;

　　(3) 室温下避光孵育细胞 10 min。1 000 r/min 离心 5 min,弃去上清,重新加入 60 μl Annexin V － FITC 的结合液轻轻继续重悬细胞;

　　(4) 再加入 10 μl 碘化丙啶染液,轻轻吹打混匀,冰上避光保存;

　　(5) 将细胞在流式细胞仪上机检测,本实验用 AnnexinV － FITC 为绿色激发荧光,而 PI 为红色激发荧光。

4.2.6　转染 miR－646 后肾透明细胞癌细胞侵袭的检测(Transwell 小室)

　　(1) 基底膜的包被:选取培养液与 50 mg/L Matrigel 胶按照体积比 8：1 配制 Matrigel 胶稀释液,将 Transwell 小室上室表面包被住,4℃ 通风橱中风干备用;

　　(2) 基底膜的水化:然后吸出小室残余液体,在每孔中加入 50 μl(内含

10 g/L BSA)的不含血清的培养液,37℃下水化 30 min;

(3)转染后的细胞吸去细胞培养饥饿进行 24 h 后重新制备细胞悬液,目的进一步除去血清对细胞侵袭转移的影响;

(4)使用胰酶消化肿瘤细胞,细胞终止消化后离心,弃去细胞培养液,然后用 PBS 轻轻冲洗 2 遍,再用含 BSA 的无血清培养基重悬细胞,调整细胞密度为 $1×10^5$/ml;

(5)移液枪取细胞悬液 100 μl 加入 Transwell 小室中,24 孔板下室中加入 500 μl(内含 10% 胎牛血清)的细胞培养基,常规培养箱中细胞培养 24 h;

(6)细胞计数方法:用棉签擦去上室膜内的肿瘤细胞,用 0.1% 结晶紫染色后,至显微镜下观察并拍照,随机选取 5 个视野计数细胞并计算平均值。

4.2.7　血管生成实验(Angiogenesis),体外条件下肾细胞癌细胞与 HUVEC(人脐带血内皮细胞)共培养检测血管形成能力

(1)实验开始前一晚,将 Matrigel 胶存放于 4℃冰箱融化(注意不能放于室温下融化,因 4℃下凝固之后不能再使用)。枪头和 24 孔培养板存于 4℃冰箱内预冷;

(2)实验开始时,从 4℃冰箱中取出 4℃的 24 孔培养板和枪头,在 24 孔培养板的每个孔中加入 15 μl 的 Matrigel 胶。注意加胶时要保持枪头垂直于孔中央位置,避免贴侧壁,要使 Matrigel 胶一直在冰上操作;

(3)加入胶后,将 24 孔培养板放入细胞培养箱中,底部放入培养皿中加入吸满水的吸水纸,以防止 24 孔培养板中水分完全蒸发。放入培养箱中 30 min 以使 Matrigel 胶凝固;

(4)在 Matrigel 胶凝固的过程中,同时准备制备细胞悬液,将细胞消化后,细胞计数至细胞悬液浓度调整为 $2×10^5$ 个细胞/ml;

（5）30 min 后从培养箱中取出 24 孔培养板，每孔继续加入 50 μl 细胞悬液；

（6）将 24 孔培养板盖上盖子后放入培养箱继续培养；

（7）将 24 孔培养板放于显微成像拍照系统拍照记录实验数据；

（8）最后吸去每个孔中的细胞培养液，加入含有 6.25 $\mu g/ml$ Calcein AM 染液的无血清培养基。在室温下避光孵育 30 min，PBS 洗涤 3 次，洗涤干净后拍照。

4.2.8　蛋白质芯片检测 miR－646 对肾透明细胞癌细胞的下游靶基因及通路的相关蛋白表达变化

（1）样品准备：

本组实验样品采用 Raybiotech（上海华盈生物医药科技有限公司代理）试剂盒，操作按照 Raybiotech 公司的标准操作规程进行。

（2）芯片杂交：

本步骤按照 Raybiotech 公司配套提供的标准杂交流程以及相关试剂盒进行芯片的杂交、洗涤和检测。

① 芯片封闭：

a. 将待检测蛋白质芯片从 4℃ 冰箱中取出，使用前需要室温风干 2 h；

b. 在每个 Block 中加 100 μl 的 1×Blocking Buffer 后，室温环境封闭 30 min。

② 细胞样品的杂交与洗涤：

a. 从每个芯片孔中完全移除 Blocking Buffer 液，在每个 Block 中加入 Blocking Buffer 稀释过的相应细胞或组织样品 100 μl，4℃ 孵箱过夜；

b. 从每个孔中完全吸去样品，再加 150 μl 1×Wash Buffer I 液，室温下轻摇洗涤 2～3 次，每次持续 2 min；

c. 将芯片和其框架放入洗涤盒，加入足够量 1×Wash Buffer I 液，室

温下轻摇洗涤 2～3 次,每次持续 10 min;

d. 再完全除去 1×Wash Buffer I 液,将芯片和框架同时放入洗涤盒,加足够量的 1×Wash Buffer II 液,室温下轻摇洗涤 2～3 次,每次持续 5 min;

e. 之后取出 Detection antibody(Biotin Conjugated Anti-cytokines),在短暂离心后,重新加入 300 μl Sample Diluent 液稀释,轻轻摇晃混匀;

f. 在每孔加 70 μl 稀释好的 Detection antibody (Biotin Conjugated Anti-cytokines),室温下孵育 2 h;

g. 在从每孔中完全除去 Detection antibody,重复步骤 2 洗涤,之后分别加入 150 μl 1×Wash Buffer I 液和 1×Wash Buffer II 液;

h. 重新取出 Cy3 Equivalent dye Conjugated Streptavidin,经短暂离心,加入 1.4 ml Sample Diluent 液,轻摇晃混匀;

i. 在每孔中加入 70 μl 稀释好的 Cy3 Equivalent Dye-Conjugated Streptavidin 液,贴上胶条,铝箔纸包裹避光,室温下孵育 2 hr;

j. 将每孔中完全除去 Cy3 Equivalent Dye-Conjugated Streptavidin,重复步骤 2 洗涤 2～3 次。

③ 芯片检测:

a. 检测之前完全移除 Wash Buffer 液,将芯片从框架上卸下;

b. 在 30 ml EP 离心管中加入足量 1×Wash Buffer I 液,室温下轻摇晃洗涤 2～3 次,每次持续 15 min;

c. 除去 1×Wash Buffer I 液,在 30 ml EP 离心管中加足量 1×Wash Buffer II 液,室温下轻摇晃洗涤 2～3 次,每次持续 5 min;

d. 除去 1×Wash Buffer II 液,在 30 ml EP 离心管中加入适量去离子水,室温下轻摇晃洗涤 2～3 次,每次持续 5 min;

e. 离心机 1 000 rpm 离心 3 min,目的甩干芯片;

f. 上机:Axon Genepix 芯片扫描仪对芯片扫描读取吸光度。

4.2.9 小鼠成瘤实验检测 miR‐646 和 NOB1‐shRNA 对肾癌细胞裸鼠体内成瘤性的影响

体内实验利用稳转了 miR‐646 和 NOB1‐shRNA 的肾癌 786‐0 细胞及对照空载体稳定转染的 786‐0 肾癌细胞进行裸鼠体内成瘤实验,检测 miR‐646 及 NOB1 对裸鼠体内成瘤性的影响。裸鼠成瘤实验步骤如下:

(1) 收集稳转后的细胞,利用 PBS 溶液重悬细胞并计数,取 100 M 细胞,离心机 1 500 r/min 离心 5 min 后,弃去上清,加入无菌 PBS 吹打重悬;

(2) 于裸鼠右侧腋后侧进行皮下细胞注射;

(3) 注射后的小鼠 SPF 级动物房饲养,每天观察生长状态;

(4) 35 天后处死小鼠切取肿瘤;

(5) 测量瘤体直径大小和肿瘤块重量。

4.3　结　　果

4.3.1　786‐0、ACHN 和 Caki‐2 肾癌细胞株中 miR‐646 的表达水平

我们实验室常规培养了三株肾癌细胞株,786‐0 细胞、ACHN 细胞和 Caki‐2 细胞都来源于人肾癌组织,正常肾脏细胞株 HK2 作为对照细胞系。我们使用实时荧光定量 PCR 检测这三株细胞中 miR‐646 的相对表达量。检测结果如下图显示,miR‐646 在三株不同肾癌细胞株中的表达水平都明显下调,其中在 786‐0 细胞中下调最为明显(图 4‐1)。这些结果提示 miR‐646 的表达水平在生长能力和远处转移能力强的肾癌细胞系

中表达下降得更为明显,因此我们据此选择 786 - 0 作为后续小鼠成瘤实验的细胞系。

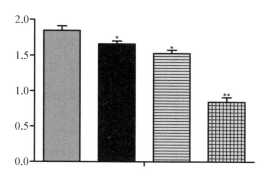

图 4 - 1　肾癌不同细胞系中 miR - 646 表达水平

4.3.2　miR - 646 靶基因生物信息学预测

目前,有多种生物信息学方法预测 miRNAs 的靶基因,而使用较多的统计学分析软件包括 miRanda、miRDB(http://mirdb. org/miRDB/)、TargetScan(http://www. targetscan. org/)和 PicTar(http://pictar. mdcberlin. de/)。由于 miR - 646 在肾透明细胞癌中表达下调,所以我们预测其下游靶基因可能有致癌特性或可能促进细胞增殖或发展。我们利用这些软件预测了 miR - 646 的下游靶基因,结合上面生物学预测结果和我们实验以往的研究结果,选择 NOB1 作为下游靶位点来做后续进一步研究。

4.3.3　293 - T 细胞中 miR - 646 靶向调控 NOB1 的双荧光素酶活性的检测

miRNAs 主要是通过与其靶基因的 3′非编码翻译区(3′UTR)结合,降解或者负调控其 mRNA 翻译负向调控下游基因的表达水平。本实验我们设计了一个野生型的 pGL3－NOB1 3′－UTR wild 质粒，其可以与 miR－646 结合后荧光活性减弱或消失，同时我们设计了一个突变型的质粒 pGL3－control vector 作为对照，不能与 miR－646 结合，荧光活性可以保持不变，结果发现如图 4－2 所示，miR－646＋NOB1 的荧光素酶相对活性比之空白对照组（pGL3＋NOB1）降低了 37％，经 T 检验分析后其与空白对照组，突变组之间的显著性水平 P 值均小于 0.05。这表明 NOB1 是 miR－646 的直接作用靶点（图 4－2）。

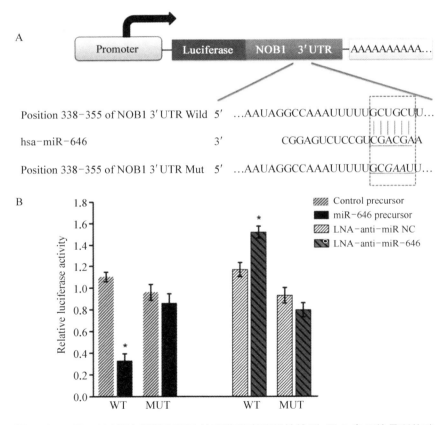

图 4－2 **miR－646 靶向调控 NOB1 的双荧光素酶活性检测**，图 A 表示的是所构建的质粒与 **miR－646** 的结合位点（红框部分）；图 **B** 显示的是 **pGL3－NOB1** 质粒与 **miR－646** 结合后，荧光素酶活性的变化。* $P < 0.05$。

4.3.4 肾透明细胞癌中过表达或干扰 miR‑646 后对靶基因 NOB1 基因和蛋白表达的影响

本部分实验我们用实时荧光定量 PCR 和 Western blot 分别检测了 786‑O、ACHN 和 Caki‑2 细胞中过表达和干扰了 miR‑646,后者转染了 NOB1‑shRNA 之后的 miRNA 靶基因 NOB1 的表达水平,如图 4‑3 所示,NOB1 在过表达 miR‑646 后 NOB1 表达水平明显下调,而抑制了 miR‑646 之后 NOB1 表达水平上调(图 4‑3)。

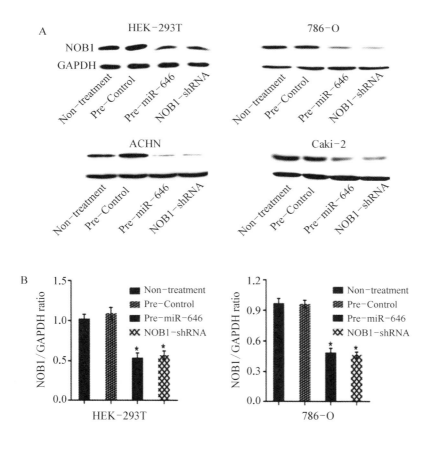

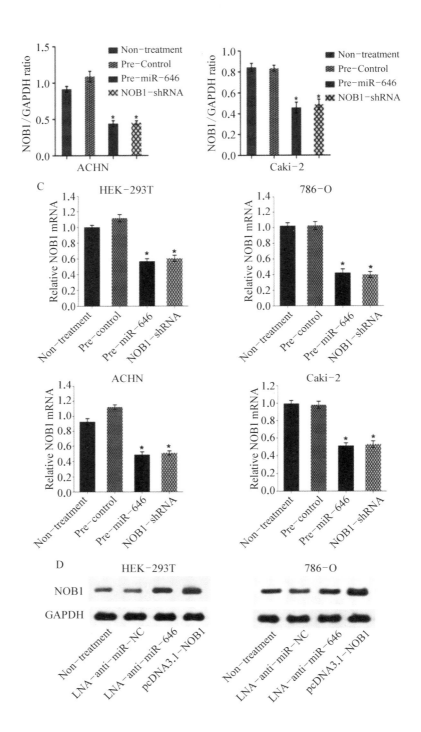

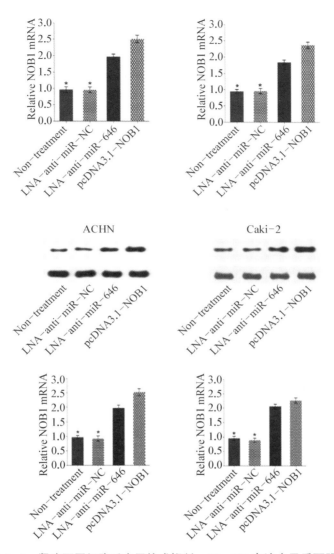

图 4－2　肾癌不同细胞系中干扰或抑制 miR－646 表达水平后可明显影响其靶基因 NOB1 的表达。 A、B 显示 Western blot 检测上调 miR－646 表达水平后 NOB1 蛋白水平显著下调，转染 NOB1－shRNA 后其蛋白表达水平也明显下调；C 显示 PCR 检测转染 Pre－miR－646 或者 NOB1－shRNA 后 NOB1mRNA 的基因表达变化；D 显示转染 LNA－anti－miR－646 和 pcDNA3.1－NOB1 的 NOB1 表达水平变化；E PCR 检测 NOB1 基因表达水平变化。$P < 0.05$

4.3.5 miR-646 对肾癌细胞增殖和细胞周期的影响

本部分实验我们使用 MTT 法分别在 1 d、2 d、3 d、4 d 和 5 d 检测 miR-646 对肾癌细胞 786-0 和 ACHN 的增殖影响。结果发现，786-0 细胞组在 5 d 时间点，相对于 miR-Control 组，Pre-miR-646 组对肾癌细胞的抑制率达到 31.4%±3.1%，而到 5 d 时对细胞的抑制最显著，抑制率达到 47.3%±5.2%，之后继续观察表明抑制率下降达到平台期。ACHN 细胞中 miR-646 组同样出现相似的规律，5 d 时抑制率达到 33.8%±2.9%，5 d 时达到 42.6%±4.7%，后面我们使用 BrdU 实验验证 MTT 结果时，具有同样的趋势(图 4-3)。

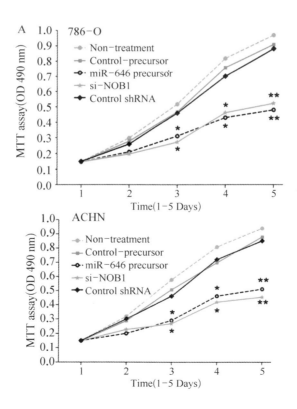

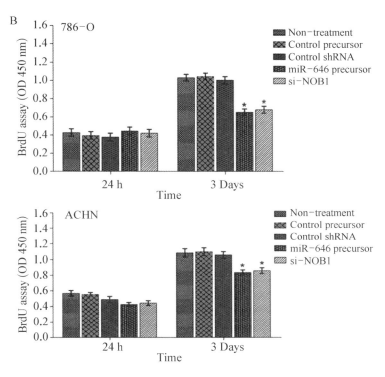

图 4 - 3　肾癌不同细胞系中干扰或抑制 **miR - 646** 表达水平后
可明显影响细胞增殖率。* *P*＜0. 05, ** *P*＜0. 01

我们为了进一步研究 miR - 646 对肾透明癌细胞增殖的影响,我们选择用流式细胞仪检测转染 Pre - miR - 646 和 Control - Pre 后的细胞周期改变,结果发现 786 - 0 细胞中 Pre - miR - 646 组其 G0/G1 期细胞占60. 05％,S 期细胞占 36. 73％,G2/M 期为 3. 22％,而 ACHN 细胞组 miR - 646 组其 G0/G1 期为 62. 79％,S 期为 35. 17％,G2/M 期为 2. 24％(图 4 - 4)。相反,干扰 NOB1 表达后,肾癌细胞 G0/G1 期细胞明显增多。实验结果提示 miR - 646 可以使肾癌细胞阻滞在 G0/G1 周期,而 S 期细胞比例减少,如图 4 - 4 所示。

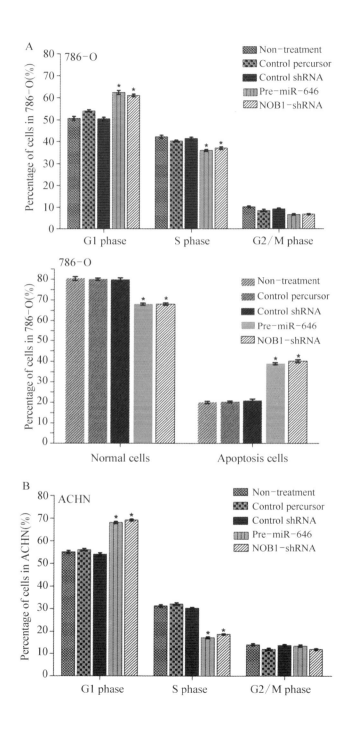

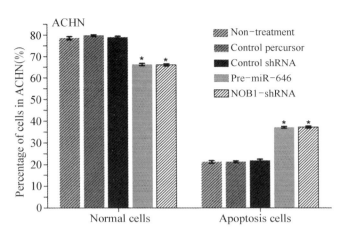

图 4‐4　肾癌不同细胞系中干扰或抑制 **miR‐646** 表达水平后可明显影响细胞周期,转染 **miR‐646** 后流式结果显示肾癌细胞中周期阻滞在 **G0/G1** 期,* $P < 0.05$

4.3.6　miR‐646 对肾癌细胞迁移和侵袭功能的影响

我们使用细胞划痕实验(Wound healing)检测 miR‐646 对细胞迁移功能的影响。786‐0 细胞分别转染 LNA‐anti‐miR‐NC、LNA‐anti‐miR‐646 和 PcDNA3.1‐NOB1 后观察细胞迁移能力变化。同样的,我们使用 Transwell 小室实验检测转染 LNA-anti-miR-NC、LNA-anti-miR‐646 和 PcDNA3.1‐NOB1 后 786‐0 细胞的侵袭能力。图 4‐5A 显示抑制 miR‐646 的 LNA‐anti‐miR‐646 组 786‐0 细胞明显较 LNA‐anti‐miR‐NC 组细胞划痕愈合明显加快,Transwell 实验结果提示 LNA‐anti‐miR‐646 组 786‐0 细胞明显较 LNA‐anti‐miR‐NC 组细胞平均穿膜细胞数增多(图 4‐5B),差异具有显著统计学意义。两者结果提示相较对照组,miR‐646 可以明显抑制细胞转移和侵袭能力,$P < 0.05$(图 4‐5)。

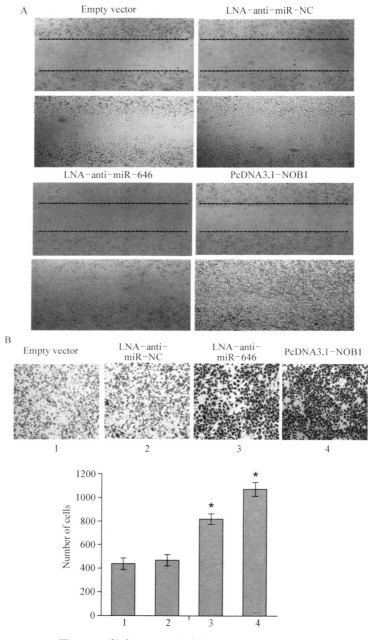

图 4 - 5　肾癌 786 - 0 细胞中 **miR** - 646 可以明显
抑制细胞转移和侵袭能力，* $P < 0.05$

4.3.7　细胞克隆实验检测 miR – 646 对肾癌细胞增殖生长的影响

我们用软琼脂克隆的方法检测了 miR – 646 对 786 – O 和 ACHN 细胞增殖生长的影响,结果如图 4 – 6 所示。实验结果显示不管是在 786 – 0 还是 ACHN 细胞中,Pre – miR – 646 和 shRNA – NOB1 均能有效抑制肾癌细胞克隆的细胞增殖能力。图中提示 miR – 646 可以明显抑制肾癌细胞克隆数目的形成(图 4 – 6)。

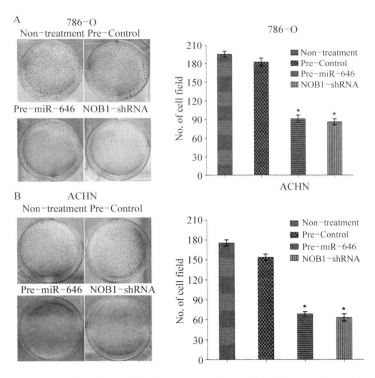

图 4 – 6　软琼脂实验提示肾癌 786 – 0 和 ACHN 细胞中 miR – 646
可以明显抑制细胞增殖能力,* P<0.05

4.3.8　体外血管生成实验(Angiogenesis)检测 miR – 646 对肾癌细胞血管形成影响

本部分实验我们继续检测肾细胞癌 786 – 0 细胞与 HUVECs(人脐带

血内皮细胞)体外共培养条件下的血管形成能力。分别将稳转 miR‐646 precursor、anti‐miR‐646 和 control 组的 786‐0 细胞与 HUVEC 体外条件下共培养,结果发现 miR‐646 可显著影响肾癌细胞体外条件下的血管形成能力。结果如图 4‐7 所示。

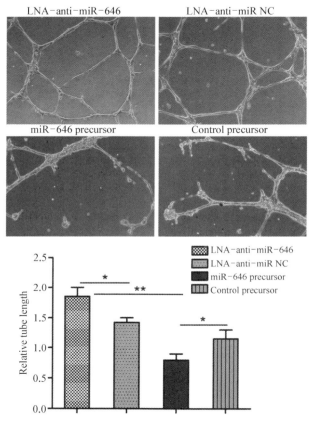

图 4‐7　血管生成实验(Angiogenesis)提示肾癌 786‐0 中 miR‐646 可以明显抑制细胞血管形成能力,* $P<0.05$, ** $P<0.01$

4.3.9　体内实验进一步验证体外细胞功能实验:miR‐646 对肾癌细胞裸鼠成瘤性的影响

通过前期的细胞学实验我们发现干扰或者过表达 miR‐646 表达水平

后,786‑O、Caki‑2 和 ACHN 细胞的增殖、迁移、侵袭和凋亡的改变,证实了 miR‑646 对肾癌细胞功能的重要调控作用。我们分析原因这可能是因为干扰了 786‑O 细胞的 miR‑646 的表达,而导致其靶基因 NOB1 的表达上调,从而促进了肿瘤细胞增殖和发展。内体实验原位肿瘤种植 35 天后,miR‑646 组与 Control 组共 16 只裸鼠存活状况良好,皮下肿瘤的成瘤率为 100%。miR‑646 组与 Control 组在肾脏成瘤率之间无显著差异,不过两组间肿瘤的重量以及直径在统计学分析具有显著差异,miR‑646 组在肿瘤重量和直径方面明显小于 Control 组($P<0.01$)。裸鼠成瘤实验结果表明 miR‑646 可以显著抑制肾癌细胞成瘤性(图 4‑8)。

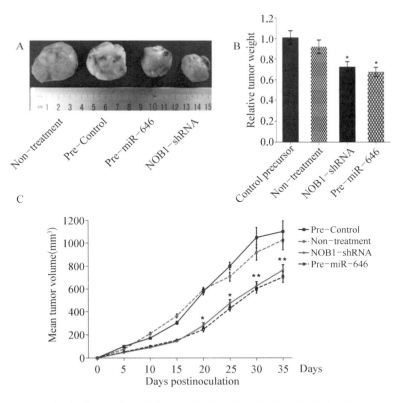

图 4‑8　**裸鼠皮下成瘤实验提示 miR‑646 可以明显抑制肾癌细胞成瘤能力,** $^* P<0.05,$ $^{**} P<0.01$

4.3.10 miR-646 可直接靶向 NOB1 基因,间接影响 SLC4A1 基因的表达水平

我们为了确定 NOB1 和 SLC4A1 基因的表达水平相关性,以及 miR-646 可能对 SLC4A1 表达水平的影响,我们应用实时荧光定量 PCR 检测了转染 miR-646 后 NOB1 和 SLC4A1 的相对表达水平。结果显示,与对照组比较,miR-646 组 NOB1 mRNA 的表达量明显降低,而 SLC4A1 基因表达水平则表现下调;而当拮抗 miR-646 表达水平时,与对照组相比较,NOB1 的表达量升高,而 SLC4A1 的表达则上调(图 4-9),结果提示在肾癌细胞中 miR-646 可以直接靶向 NOB1 的表达,而 NOB1 基因的表达则间接调控了 SLC4A1 基因的表达水平,见图 4-9、图 4-10。

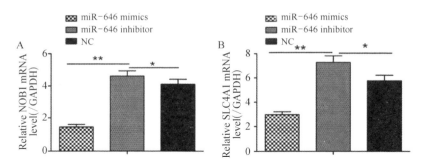

图 4-9 PCR 结果提示 miR-646 可以直接靶向调控 NOB1 的表达,而 NOB1 基因的表达则间接调控 SLC4A1 基因的表达水平,$P<0.05$,$^{**}P<0.01$

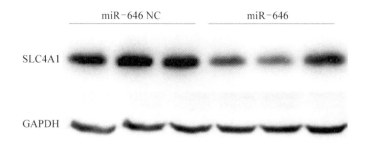

图 4-10 Western blot 结果提示 miR-646 可以调控 SLC4A1 蛋白的表达水平

4.3.11　miR－646 靶向 NOB1 基因对 MAPK 通路的调控机制

借助蛋白芯片,我们检测了 miR－646 对远处转移相关 MAPK 通路的影响,结果发现小分子 RNA－646 在 ccRCC 发生发展中发挥了重要作用,具体调控机制为 miR－646 靶向 NOB1 通过 MAPK 通路途径调控 P38MAPK、ERK1/2 和 JNK 三者的蛋白磷酸化,miR－646 靶向调控 NOB1 蛋白后激活 MAPK 通路中 P38MAPK、ERK1/2 和 JNK 三者蛋白磷酸化,而这三条途径都可影响肾细胞癌细胞的增殖和侵袭能力,最终影响肾细胞癌的远处转移,见图 4－11。

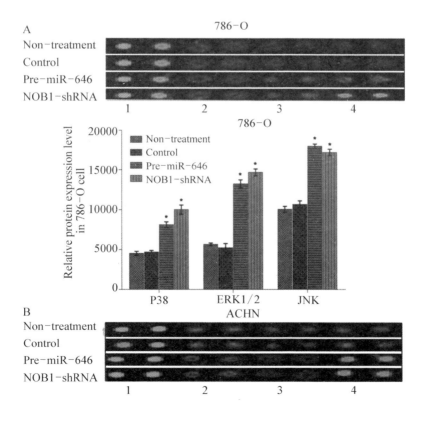

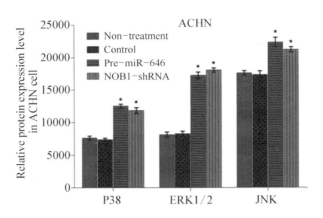

图 4‑11　miR‑646 通过 MAPK 途径调控 P38MAPK、ERK1/2 和
JNK 三者的蛋白磷酸化途径影响肾细胞癌的转移

4.4　讨　　论

　　人类基因组测序计划以及后续的功能基因组和蛋白质组计划的实施，使我国在生物信息学这一领域发展迅速，随着组学数据的大量积累，单凭实验方法已不能满足大规模的高通量数据分析的需求。在肿瘤特异性标靶的通路研究过程中，生物信息学的方法对于相关数据的存储、分析和处理，及有效发现和验证新的分子标靶，都发挥了重要的作用[90,91]。把握此契机，本课题组近两年通过与美国 Wake Forest 大学再生医学研究所专门负责临床大数据分析的 Dr. Xiao-bo Zhou 课题团队合作，我们发现了中国人肾细胞癌中 NOB1/MAPK 基因的异常表达是癌细胞发生远处转移的基础之一。

　　先前的疾病统计显示约有 20%～30% 的肾细胞癌患者在确诊时已经出现远处转移，而转移性肾癌治疗效果差且预后不良[92]。肿瘤的侵袭转移是指恶性肿瘤细胞脱离原发灶，通过血行、淋巴道等转移到不连续的远处靶组织或器官后,在适合肿瘤生长的体内微环境下继续增殖并生长为同性质肿瘤的过程[93]。在世界范围内,肾癌每年超过了 100 000 例患者死亡,2004 年世界卫生组织对肾癌的组织病理学类型分类提出了的新的标准,分为:透明细胞癌(约占 70%～80%)、嫌色细胞癌(约占 4%～10%)、乳头状肾细胞癌(约占 7%～14%,又分为Ⅰ型和Ⅱ型)、Bellini 集合管癌(约占 1%～2%)、肾髓质癌、多房性囊性肾细胞癌、神经母细胞瘤相关性肾细胞癌、Xp11.2 易位性/TFE3 基因融合相关性肾癌、黏液样小管状和梭型细胞癌,共 9 个病理类型[94,95]。由于肾透明细胞癌占肾癌病理类型的绝大多数,本研究选取肾透明细胞癌这一肾癌中最常见的病理类型进行研究。

　　miRNAs(miRNAs)是由通常 21～25 个核苷酸所组成的,其是在转录后调控的一种重要性的内源性小分子 RNA,通过结合靶基因的 3′-非翻译区(3′- UTR),调控靶基因 mRNA 转录与翻译,其主要体现在降解靶基因 mRNA 水平及抑制靶基因的蛋白翻译[18,20,21,64,96]。通过调节基因的表达,miRNA 在多种细胞生理活动中都发挥着重要的调控作用,目前在多种不同类型的肿瘤中也发现小分子 RNA 的异常表达提示其可能在肿瘤的发生发展中有重要作用[97,98]。

　　目前双荧光素酶报告系统表达的转录调控机制常被用来研究培养细胞的生物学特性[87,99]。我们本次实验所选用的 Dual - Luciferase® 双荧光素酶报告基因系统中含有同一细胞中可同时表达的两种荧光素活性酶。对照报告基因作为内参照,为试验提供基线标准,这样能够减少细胞活性和转染效率对实验结果的影响[100]。我们通过生物信息分析发现 NOB1 基因的 3′UTR 区存在 miR - 646 的靶向结合位点,进一步用双荧光素酶报告实验也验证了 miR - 646 可以与 NOB1 的 3′UTR 区域结合,并调控 NOB1 蛋白的翻译。这就构成了 miR - 646 对 NOB1 的负反馈调控,该调控机制尚属首次发现,丰富了 NOB1 的作用机制。

　　我们前期在 20 例肿瘤和癌旁正常肾组织中检测到 miR - 646 在肾癌

组织中低表达,生物信息学分析可能是通过 NOB1→MAPK 信号通路抑制肾癌的增殖和迁移,miR－646 和 NOB1 蛋白在肾细胞癌中可能起重要作用。同时,我们结合本科室临床肾癌标本的 miRNA－mRNA 芯片测序结果,筛选出转移性肾脏肿瘤和原位癌的 miRNAs 表达谱,与此同时发现线粒体磷酸载体基因 SLC4A1 在转移性肾癌中的异常高表达;利用 miRNA－mRNA GO pathway 分析,发现了下调的 miR－646 能够介导核糖体装配蛋白 NOB1,进而调控肿瘤增殖与转移;而肾癌 786－O 和 ACHN 细胞株中转染 siRNA－NOB1,发现 SLC4A1 表达水平下降程度较 miR－646 更明显,同时 miR－646 的下游基因 JNK、ERK 和 P38MAPK 蛋白水平相应增加。丝裂原活化蛋白激酶(Mitogen Activated Protein Kinase,MAPK)是 MAPK 信号通路的枢纽,其属于丝氨酸/苏氨酸激酶,其特点是其丝氨酸/苏氨酸和酪氨酸必须同时被磷酸化,才能获得全部的酶活性[101-103]。活化前的 MAPK 位于细胞胞浆,而一旦活化即可进入细胞核内激活相应靶基因[104]。MAPK 基因有多个亚家族,能在细胞功能中发挥重要调控作用的包括细胞外信号调节激酶(ERK),c-Jun-N 端激酶(JNK/SAPK)和 p38MAPK[105-108]。近些年来,研究发现 MAPK 信号通路与肿瘤恶性演进特别是远处转移密切相关[109]。肿瘤微环境的低氧信号传递给 c-Jun 和另外一些蛋白激酶,这些蛋白激酶启动子区域与 AP－1 复合物底物结合后激活了 c－Jun 表达相关的应激诱导蛋白激酶(SIPK),同时包括 SAPK/c－JNK 和 p38MAPK[110]。如在人 SiHa 鳞癌细胞的研究中,即存在低氧使 SAPK/JNKs 及 MAPK 磷酸酶(MKP－1)活化,而 MKP－1 在肿瘤的低氧环境中作为低氧反应性的基因调节 SAPK/JNKs 活化,即存在低氧→MKP－1→SAPK/JNKs→c－JUN→下游基因通路[111,112]。

在肾透明细胞癌中,miR－646 的表达水平显著下调,这在我们前面的芯片结果还有之前的一些肾脏肿瘤芯片研究中都已有证明,其次通过荧光素酶报告基因证明了 miR－646 可以靶向调控 NOB1 基因,在调控 NOB1

表达的作用中起重要作用。在我们本次研究中,不论是在细胞水平还是动物体内实验,还有临床肾脏肿瘤样本中,miR‐646 均与 NOB1 基因有很好的负相关性,通过生物信息学分析 miR‐646 也可以靶向调控 NOB1,所以 miR‐646 可以通过调控靶基因 NOB1 来调控肾癌肿瘤细胞的增殖与转移。综上所述,结合前述的实验,我们做了 NOB1 在肾细胞癌远处转移的相关机制图,如图 4‐12 所示。

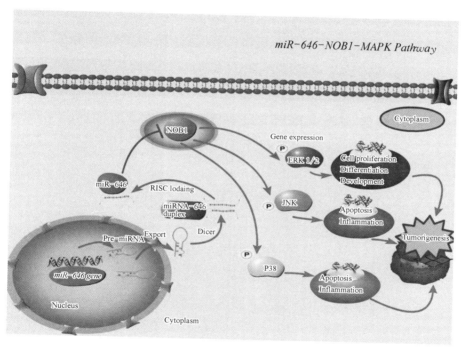

图 4‐12 miR‐646 通过靶向 NOB1 进而影响 MAPK 相关通路磷酸化水平影响肾细胞癌的发生发展与远处转移

4.5 小　　结

通过体外细胞功能实验和裸鼠体内实验我们得出以下结论:

（1）miR - 646 在肾细胞癌中表达下调，而 NOB1 的表达下调，其在 miR - 646在肾癌786 - 0 中表达显著下调，786 - 0 可作为研究 miR - 646 的细胞系。

（2）786 - O 细胞系中稳转 miR - 646 时可以引起 NOB1 和 SLC4A1 基因和蛋白表达变化。

（3）肾癌细胞系中稳转 miR - 646 后可以影响细胞的增殖能力，过表达 miR - 646 时，细胞增殖能力下降，而干扰 miR - 646 时，肾癌细胞的增殖能力上升。

（4）肾癌细胞系中稳转 miR - 646 时可以影响细胞侵袭能力，用 Transwell 的方法检测细胞的侵袭能力，结果显示当过表达 miR - 646 时细胞侵袭能力下降，干扰 miR - 646 时，细胞的侵袭能力上升。

（5）流式的方法检测了 786 - O 和 ACHN 细胞系中稳转 miR - 646 的细胞凋亡情况，结果显示当过表达 miR - 646 时细胞凋亡增加，干扰 miR - 646 时，786 - O 和 ACHN 细胞的凋亡减少。

（6）体内的裸鼠成瘤实验验证了当过表达 miR - 646 时，抑制了 786 - O 的成瘤性，当干扰 miR - 646 时，增强了 786 - O 的成瘤性。

（7）miR - 646 可以通过调控靶基因 NOB1 来调控 MAPK 相关通路组件的磷酸化途径，从而在 ccRCC 发病及远处转移过程中产生重要的作用。

第5章
总结与展望

5.1 结　　论

本文的研究工作初步利用高通量分析筛选并探讨了不同的非编码小分子 RNA 在肾透明细胞癌中的表达谱,对于非编码小分子 RNA 与肾癌患者临床病理参数之间的关系做了相关性分析,初步得出了非编码小分子 RNA‐646 是在肾透明细胞癌具有临床意义的异常表达,结合体内与内外的动物与分子生物学实验,得出了肾癌细胞的缺氧状态可能通过抑制 miR‐646 的表达水平反向调控核糖体装配蛋白 NOB1 表达从而激活下游线粒体磷酸载体基因 SLC4A1→MAPK 信号通路最终促进肾透明细胞癌的远处转移,反过来讲 miR‐646 是一个具有抑癌作用的基因。本文最后总结如下所述:

1. GEO 中转移性肾癌高通量测序数据库的生物信息学分析,通过对"大数据筛选‐芯片验证"这一技术路线分析和明确目的基因在转移性肾癌组织中的特异性表达是行之有效的技术手段。

2. ccRCC 患者肿瘤与癌旁之间的 miRNA 表达存在显著差异性,这些差异 miRNA 的表达可能与 ccRCC 的发生发展及转移机制有关。

3. miR－646 在肾透明细胞癌低表达,NOB1 基因在肾细胞癌中高表达,两者显著负相关。

4. 细胞缺氧会负反馈调节 miR－646 的表达水平,进而刺激 NOB1 的表达。

5. 过表达或干扰 miR－646 可以引起 786－O、ACHN 和 Caki－2 肾癌细胞功能的改变,miR－646 过表达时可引起细胞凋亡,而干扰时则抑制细胞凋亡。

6. NOB1 是 miR－646 的直接靶基因。

7. 肾癌细胞的缺氧状态是通过抑制 miR－646 的表达水平反向调控核糖体装配蛋白 NOB1 表达从而激活下游线粒体磷酸载体基因 SLC4A1/MAPK 信号通路最终促进肾透明细胞癌的远处转移。

5.2　进一步工作的方向

本文目前虽然成功发现了非编码小分子 RNA－646 与肾透明细胞癌的生物学行为具有密切关系,但其详细机制尚未完全清楚。在肾透明细胞癌中 miR－646 过低表达可能与肿瘤微环境低氧相关,并且能够负反馈于 NOB1/SLC4A1 基因,接下来计划我们会在 SLC4A1 基因敲除小鼠中进一步验证 miR－646 在 SLC4A1 基因缺失时的作用,因为本论文实验主要聚焦于 miR－646 靶向 NOB1 进而影响 SLC4A1 的表达水平,但关于 miR－646 如何影响 SLC4A1 的具体机制尚未完全清楚,这一部分内容还需要我们继续深入验证并分析。如果得出阳性结果,这将有效地提示我们在 SLC4A1 基因表达异常的患者中 miR－646 将可能成为临床上潜在的新的治疗靶点。

参考文献

［1］ SIEGEL R，MA J，ZOU Z，et al. Cancer statistics，2014 ［J］. CA Cancer J Clin，2014，64(1)：9 - 29.

［2］ MIZUNO T，KAMAI T，ABE H，et al. Clinically significant association between the maximum standardized uptake value on 18F - FDG PET and expression of phosphorylated Akt and S6 kinase for prediction of the biological characteristics of renal cell cancer ［J］. BMC Cancer，2015，15(1)：114.

［3］ LAGUNA M P. Re：Extent of lymph node dissection at nephrectomy affects cancer-specific survival and metastatic progression in specific sub-categories of patients with renal cell carcinoma (RCC) ［J］. J Urol，2015，193(2)：457.

［4］ GIBBONS J，EGORIN M J，RAMANATHAN R K，et al. Phase I and pharmacokinetic study of imatinib mesylate in patients with advanced malignancies and varying degrees of renal dysfunction：a study by the National Cancer Institute Organ Dysfunction Working Group ［J］. J Clin Oncol，2008，26(4)：570 - 576.

［5］ DING X F，ZHOU J，HU Q Y，et al. The tumor suppressor pVHL down-regulates never-in-mitosis A-related kinase 8 via hypoxia-inducible factors to maintain cilia in human renal cancer cells ［J］. J Biol Chem，2015，290(3)：1389 - 1394.

[6] MCCORMICK R I, BLICK C, RAGOUSSIS J, et al. miR－210 is a target of hypoxia-inducible factors 1 and 2 in renal cancer, regulates ISCU and correlates with good prognosis [J]. Br J Cancer, 2013, 108(5): 1133－1142.

[7] VALLI A, RODRIGUEZ M, MOUTSIANAS L, et al. Hypoxia induces a lipogenic cancer cell phenotype via HIF1alpha-dependent and-independent pathways [J]. Oncotarget, 2015, 6(4): 1920－1941.

[8] RYU Y K, LEE J W, MOON E Y. Thymosin Beta－4, Actin-Sequestering Protein Regulates Vascular Endothelial Growth Factor Expression via Hypoxia-Inducible Nitric Oxide Production in HeLa Cervical Cancer Cells [J]. Biomol Ther (Seoul), 2015, 23(1): 19－25.

[9] RAGNUM H B, VLATKOVIC L, LIE A K, et al. The tumour hypoxia marker pimonidazole reflects a transcriptional programme associated with aggressive prostate cancer [J]. Br J Cancer, 2015, 112(2): 382－390.

[10] CHOUDHRY H, ALBUKHARI A, MOROTTI M, et al. Tumor hypoxia induces nuclear paraspeckle formation through HIF－2alpha dependent transcriptional activation of NEAT1 leading to cancer cell survival [J]. Oncogene, 2014, 34(34): 4482.

[11] DAHLMANN M, OKHRIMENKO A, MARCINKOWSKI P, et al. RAGE mediates S100A4－induced cell motility via MAPK/ERK and hypoxia signaling and is a prognostic biomarker for human colorectal cancer metastasis [J]. Oncotarget, 2014, 5(10): 3220－3233.

[12] NG C K, WEIGELT B, A'HERN R, et al. Predictive performance of microarray gene signatures: impact of tumor heterogeneity and multiple mechanisms of drug resistance [J]. Cancer Res, 2014, 74(11): 2946－2961.

[13] COSTOUROS N G, LORANG D, ZHANG Y, et al. Microarray gene expression analysis of murine tumor heterogeneity defined by dynamic contrast-enhanced MRI [J]. Molecular imaging, 2002, 1(3): 301－308.

[14] SAGL G, BLASCHKE T, BEINAT E, et al. Ubiquitous geo-sensing for

context-aware analysis: exploring relationships between environmental and human dynamics [J]. Sensors, 2012, 12(7): 9800 - 9822.

[15] PRUSSING C, CASTILLO - SALGADO C, BARUCH N, et al. Geo-epidemiologic and molecular characterization to identify social, cultural, and economic factors where targeted tuberculosis control activities can reduce incidence in Maryland, 2004 - 2010 [J]. Public Health Rep, 2013, 128(6): 104 - 114.

[16] WONGBUTDEE J, CHAIKOOLVATANA A, SAENGNILL W, et al. Geo-database use to promote dengue infection prevention and control [J]. Southeast Asian J Trop Med Public Health, 2010, 41(4): 841 - 857.

[17] ZHAO Y, ZHOU X, ZHAO Y L, et al. A study of the geo-herbalism of evodiae fructus based on a flow-injection mass spectrometric fingerprinting method combined with chemometrics [J]. Molecules, 2015, 20(2): 2658 - 2667.

[18] BERESNEVA E V, RYKOV S V, HODYREV D S, et al. [Methylation profile of group of miRNA genes in clear cell renal cell carcinoma: involvement in cancer progression] [J]. Genetika, 2013, 49(3): 366 - 375.

[19] SANDERS I, HOLDENRIEDER S, WALGENBACH - BRUNAGEL G, et al. Evaluation of reference genes for the analysis of serum miRNA in patients with prostate cancer, bladder cancer and renal cell carcinoma [J]. Int J Urol, 2012, 19(11): 1017 - 1025.

[20] ISHIHARA T, SEKI N, INOGUCHI S, et al. Expression of the tumor suppressive miRNA - 23b/27b cluster is a good prognostic marker in clear cell renal cell carcinoma [J]. J Urol, 2014, 192(6): 1822 - 1830.

[21] CHEN Z, TANG Z Y, HE Y, et al. miRNA - 205 is a candidate tumor suppressor that targets ZEB2 in renal cell carcinoma [J]. Oncology research and treatment, 2014, 37(11): 658 - 664.

[22] LENBURG M E, LIOU L S, GERRY N P, et al. Previously unidentified changes in renal cell carcinoma gene expression identified by parametric analysis

of microarray data [J]. BMC Cancer, 2003, 3(31).

[23] GUMZ M L, ZOU H, KREINEST P A, et al. Secreted frizzled-related protein 1 loss contributes to tumor phenotype of clear cell renal cell carcinoma [J]. Clin Cancer Res, 2007, 13(16): 4740 - 4749.

[24] WU J, WEI T, TANG Q, et al. Discovery and anti-cancer evaluation of two novel non-ATP-competitive FGFR1 inhibitors in non-small-cell lung cancer [J]. BMC Cancer, 2015, 15(1): 276.

[25] BODENSTINE T M, VAIDYA K S, ISMAIL A, et al. Subsets of ATP-sensitive potassium channel (KATP) inhibitors increase gap junctional intercellular communication in metastatic cancer cell lines independent of SUR expression [J]. FEBS Lett, 2012, 586(1): 27 - 31.

[26] KLUGE R, GIESEN K, BAHRENBERG G, et al. Quantitative trait loci for obesity and insulin resistance (Nob1, Nob2) and their interaction with the leptin receptor allele (LeprA720T/T1044I) in New Zealand obese mice [J]. Diabetologia, 2000, 43(12): 1565 - 1572.

[27] LAMANNA A C, KARBSTEIN K. Nob1 binds the single-stranded cleavage site D at the 3' - end of 18S rRNA with its PIN domain [J]. Proc Natl Acad Sci USA, 2009, 106(34): 14259 - 14264.

[28] OKAWA Y, LI J, BASU A, et al. Differential roles of tryptophan residues in the functional expression of human anion exchanger 1 (AE1, Band 3, SLC4A1) [J]. Mol Membr Biol, 2014, 31(7 - 8): 211 - 227.

[29] BARNEAUD - ROCCA D, ETCHEBEST C, GUIZOUARN H. Structural model of the anion exchanger 1 (SLC4A1) and identification of transmembrane segments forming the transport site [J]. J Biol Chem, 2013, 288 (37): 26372 - 26384.

[30] YING H, LYU J, YING T, et al. Retraction Note: Risk miRNA screening of ovarian cancer based on miRNA functional synergistic network [J]. Journal of ovarian research, 2015, 8(1): 17.

[31] VISHNUBALAJI R，HAMAM R，ABDULLA M H，et al. Genome-wide mRNA and miRNA expression profiling reveal multiple regulatory networks in colorectal cancer [J]. Cell Death & Disease，2015，6(1)：e1614.

[32] MCGUIRE A，BROWN J A，KERIN M J. Metastatic breast cancer：the potential of miRNA for diagnosis and treatment monitoring [J]. Cancer Metastasis Rev，2015，34(1)：145 - 155.

[33] XU Q，LIU J W，YUAN Y. Comprehensive assessment of the association between miRNA polymorphisms and gastric cancer risk [J]. Mutation research Reviews in mutation research，2015，763：148 - 160.

[34] NISHIDA N，NAGAHARA M，SATO T，et al. Microarray analysis of colorectal cancer stromal tissue reveals upregulation of two oncogenic miRNA clusters [J]. Clin Cancer Res，2012，18(11)：3054 - 3070.

[35] WANG H B，JIANG Z B，LI M. Research on the Typical miRNA and Target Genes in Squamous Cell Carcinoma and Adenocarcinoma of Esophagus Cancer with DNA Microarray [J]. Pathol Oncol Res，2014，20(2)：245 - 252.

[36] WANG S，ZHAO Y，LI D，et al. Identification of biomarkers for the prognosis of pancreatic ductal adenocarcinoma with miRNA microarray data [J]. Int J Biol Markers，2015，30(2)：226 - 233.

[37] MURAKAMI Y，TANAHASHI T，OKADA R，et al. Comparison of hepatocellular carcinoma miRNA expression profiling as evaluated by next generation sequencing and microarray [J]. PLoS One，2014，9(9)：e106314.

[38] ICHIKAWA M，AKIYAMA H. A combination of extraction reagent and DNA microarray that allows for the detection of global miRNA profiles from serum/plasma [J]. Methods Mol Biol，2013，1024(1024)：247 - 253.

[39] LEE I，AJAY S S，CHEN H，et al. Discriminating single-base difference miRNA expressions using microarray Probe Design Guru (ProDeG) [J]. Nucleic Acids Res，2008，36(5)：e27.

[40] CHEKOUO T，STINGO F C，DOECKE J D，et al. miRNA - target gene

regulatory networks: A Bayesian integrative approach to biomarker selection with application to kidney cancer [J]. Biometrics, 2015, 71(2): 428 - 438.

[41] XUE J, CHI Y, CHEN Y, et al. MiRNA - 621 sensitizes breast cancer to chemotherapy by suppressing FBXO11 and enhancing p53 activity [J]. Oncogene, 2015.

[42] SYRING I, BARTELS J, HOLDENRIEDER S, et al. Circulating serum miRNA (miR - 367 - 3p, miR - 371a - 3p, miR - 372 - 3p and miR - 373 - 3p) as biomarkers in patients with testicular germ cell cancer [J]. J Urol, 2015, 193(1): 331 - 337.

[43] LIU C, LIN J, LI L, et al. HPV16 early gene E5 specifically reduces miRNA - 196a in cervical cancer cells [J]. Sci Rep, 2015, 5: 7653.

[44] GU Y, ZHANG M, PENG F, et al. The BRCA1/2 - directed miRNA signature predicts a good prognosis in ovarian cancer patients with wild-type BRCA1/2 [J]. Oncotarget, 2015, 6(4): 2397 - 2406.

[45] ZUSTOVICH F, GOTTARDO F, DE ZORZI L, et al. Cardiac metastasis from renal cell carcinoma without inferior vena involvement: a review of the literature based on a case report. Two different patterns of spread? [J]. Int J Clin Oncol, 2008, 13(3): 271 - 274.

[46] ZUSTOVICH F, CARTEI G, PASTORELLI D, et al. A phase II study of gemcitabine at fixed infusion rate of 10 mg/m2/min with or without immunotherapy in advanced renal cancer [J]. Anticancer Res, 2007, 27(6C): 4461 - 4464.

[47] NAKADA C, TSUKAMOTO Y, MATSUURA K, et al. Overexpression of miR - 210, a downstream target of HIF1alpha, causes centrosome amplification in renal carcinoma cells [J]. J Pathol, 2011, 224(2): 280 - 288.

[48] NAKADA C, MATSUURA K, TSUKAMOTO Y, et al. Genome-wide microRNA expression profiling in renal cell carcinoma: significant down-regulation of miR - 141 and miR - 200c [J]. J Pathol, 2008, 216(4): 418 - 427.

［49］ PICKEN M M，WANG L，GUPTA G N. Positive surgical margins in renal cell carcinoma：translating tumor biology into clinical outcomes ［J］. Am J Clin Pathol，2015，143(5)：620 - 622.

［50］ DONINI M，BUTI S，LAZZARELLI S，et al. Dose-finding/phase Ⅱ trial：bevacizumab，immunotherapy，and chemotherapy (BIC) in metastatic renal cell cancer (mRCC). Antitumor effects and variations of circulating T regulatory cells (Treg) ［J］. Target Oncology，2015，10(2)：277 - 286.

［51］ GEORGE S，PILI R，CARDUCCI M A，et al. Role of immunotherapy for renal cell cancer in 2011 ［J］. J Natl Compr Canc Netw，2011，9(9)：1011 - 1018.

［52］ QUE T，SONG Y，LIU Z，et al. Decreased miRNA - 637 is an unfavorable prognosis marker and promotes glioma cell growth，migration and invasion via direct targeting Akt1 ［J］. Oncogene，2015.

［53］ ROY S，SOH J H，GAO Z. A microfluidic-assisted microarray for ultrasensitive detection of miRNA under an optical microscope ［J］. Lab on a chip，2011，11(11)：1886 - 1894.

［54］ WANG J，XIANG G，MITCHELSON K，et al. Microarray profiling of monocytic differentiation reveals miRNA - mRNA intrinsic correlation ［J］. J Cell Biochem，2011，112(9)：2443 - 2453.

［55］ WANG R，CARTER J，LENCH N. Evaluation of real-time quantitative PCR as a standard cytogenetic diagnostic tool for confirmation of microarray (aCGH) results and determination of inheritance ［J］. Genetic testing and molecular biomarkers，2013，17(11)：821 - 825.

［56］ KHODAKOV D A，ZAKHAROVA N V，GRYADUNOV D A，et al. An oligonucleotide microarray for multiplex real-time PCR identification of HIV - 1，HBV，and HCV ［J］. Biotechniques，2008，44(2)：241 - 248.

［57］ BERGQVIST J，OHD J F，SMEDS J，et al. Quantitative real-time PCR analysis and microarray-based RNA expression of HER2 in relation to outcome ［J］. Ann Oncol，2007，18(5)：845 - 850.

[58] FRANSISCA L, KUSNANTO J H, SATOTO T B, et al. Comparison of rapid diagnostic test Plasmotec Malaria - 3, microscopy, and quantitative real-time PCR for diagnoses of Plasmodium falciparum and Plasmodium vivax infections in Mimika Regency, Papua, Indonesia [J]. Malar J, 2015, 14(1): 103.

[59] NARAYANAN J, MULL B J, BRANT S V, et al. Real-time PCR and Sequencing Assays for Rapid Detection and Identification of Avian Schistosomes in Environmental Samples [J]. Appl Environ Microbiol, 2015, 81(12).

[60] RIAHI F, DERAKHSHAN M, MOSAVAT A, et al. Evaluation of point mutation detection in Mycobacterium tuberculosis with isoniazid resistance using real-time PCR and TaqMan probe assay [J]. Appl Biochem Biotechnol, 2015, 175(5): 2447 - 2455.

[61] BROLUND A, WISELL K T, EDQUIST P J, et al. Development of a real-time SYBRGreen PCR assay for rapid detection of acquired AmpC in Enterobacteriaceae [J]. J Microbiol Methods, 2010, 82(3): 229 - 233.

[62] MOHAMMADI - YEGANEH S, PARYAN M, MIRAB SAMIEE S, et al. Development of a robust, low cost stem-loop real-time quantification PCR technique for miRNA expression analysis [J]. Mol Biol Rep, 2013, 40(5): 3665 - 3674.

[63] GEBHARDT M L, MER A S, ANDRADE - NAVARRO M A. mBISON: Finding miRNA target over-representation in gene lists from ChIP-sequencing data [J]. BMC Res Notes, 2015, 8(1): 157.

[64] WHITE N M, KHELLA H W, GRIGULL J, et al. miRNA profiling in metastatic renal cell carcinoma reveals a tumour-suppressor effect for miR - 215 [J]. Br J Cancer, 2011, 105(11): 1741 - 1749.

[65] YUASA T, INOSHITA N, SAIURA A, et al. Clinical outcome of patients with pancreatic metastases from renal cell cancer [J]. BMC Cancer, 2015, 15(1): 46.

[66] XIE M, HE C S, HUANG J K, et al. Phase II study of pazopanib as second-line treatment after sunitinib in patients with metastatic renal cell carcinoma: A

Southern China Urology Cancer Consortium Trial [J]. Eur J Cancer, 2015, 51(5): 595 - 603.

[67] HUILLARD O, MIR O, PEYROMAURE M, et al. Sarcopenia and body mass index predict sunitinib-induced early dose-limiting toxicities in renal cancer patients [J]. Br J Cancer, 2013, 108(5): 1034 - 1041.

[68] BJARNASON G A, KHALIL B, HUDSON J M, et al. Outcomes in patients with metastatic renal cell cancer treated with individualized sunitinib therapy: correlation with dynamic microbubble ultrasound data and review of the literature [J]. Urol Oncol, 2014, 32(4): 480 - 487.

[69] POWLES T, SARWAR N, JONES R, et al. An indirect comparison of the toxicity of sunitinib and pazopanib in metastatic clear cell renal cancer [J]. Eur J Cancer, 2012, 48(17): 3171 - 3176.

[70] KOSTI A, HARRY CHEN H I, MOHAN S, et al. Microarray profile of human kidney from diabetes, renal cell carcinoma and renal cell carcinoma with diabetes [J]. Genes Cancer, 2015, 6(1 - 2): 62 - 70.

[71] ALEXIEV B A, ZOU Y S. Clear cell papillary renal cell carcinoma: a chromosomal microarray analysis of two cases using a novel Molecular Inversion Probe (MIP) technology [J]. Pathol Res Pract, 2014, 210(12): 1049 - 1053.

[72] GUO M, LI X, ZHANG S, et al. Real-time quantitative RT - PCR detection of circulating tumor cells from breast cancer patients [J]. Int J Oncol, 2015, 46(1): 281 - 289.

[73] ALCOSER S Y, KIMMEL D J, BORGEL S D, et al. Real-time PCR-based assay to quantify the relative amount of human and mouse tissue present in tumor xenografts [J]. BMC Biotechnol, 2011, 11(1): 124 - 0.

[74] RAMASWAMY V, SAMUEL N, REMKE M. Can miRNA-based real-time PCR be used to classify medulloblastomas? [J]. CNS oncology, 2014, 3(3): 173 - 175.

[75] RAHMANN S, MARTIN M, SCHULTE J H, et al. Identifying transcriptional

miRNA biomarkers by integrating high-throughput sequencing and real-time PCR data [J]. Methods, 2013, 59(1): 154 - 163.

[76] LEITE K R, CANAVEZ J M, REIS S T, et al. miRNA analysis of prostate cancer by quantitative real time PCR: comparison between formalin-fixed paraffin embedded and fresh-frozen tissue [J]. Urol Oncol, 2011, 29(5): 533 - 537.

[77] ORTEGA F G, LORENTE J A, GARCIA PUCHE J L, et al. miRNA in situ hybridization in circulating tumor cells-MishCTC [J]. Sci Rep, 2015, 5: 9207.

[78] BABAE N, BOURAJJAJ M, LIU Y, et al. Systemic miRNA - 7 delivery inhibits tumor angiogenesis and growth in murine xenograft glioblastoma [J]. Oncotarget, 2014, 5(16): 6687 - 6700.

[79] LEREBOURS F, CIZERON - CLAIRAC G, SUSINI A, et al. miRNA expression profiling of inflammatory breast cancer identifies a 5 - miRNA signature predictive of breast tumor aggressiveness [J]. Int J Cancer, 2013, 133 (7): 1614 - 1623.

[80] ZHAO L, BODE A M, CAO Y, et al. Regulatory mechanisms and clinical perspectives of miRNA in tumor radiosensitivity [J]. Carcinogenesis, 2012, 33 (11): 2220 - 2227.

[81] CUBILLOS - RUIZ J R, BAIRD J R, TESONE A J, et al. Reprogramming tumor-associated dendritic cells in vivo using miRNA mimetics triggers protective immunity against ovarian cancer [J]. Cancer Res, 2012, 72(7): 1683 - 1693.

[82] DE PRETER K, MESTDAGH P, VERMEULEN J, et al. miRNA expression profiling enables risk stratification in archived and fresh neuroblastoma tumor samples [J]. Clin Cancer Res, 2011, 17(24): 7684 - 7692.

[83] BARANWAL S, ALAHARI S K. miRNA control of tumor cell invasion and metastasis [J]. Int J Cancer, 2010, 126(6): 1283 - 1290.

[84] VEERLA S, LINDGREN D, KVIST A, et al. MiRNA expression in urothelial carcinomas: important roles of miR - 10a, miR - 222, miR - 125b, miR - 7 and miR - 452 for tumor stage and metastasis, and frequent homozygous losses of

miR - 31 [J]. Int J Cancer, 2009, 124(9): 2236 - 2242.

[85] OLIVERAS - FERRAROS C, CUFI S, VAZQUEZ - MARTIN A, et al. Micro (mi)RNA expression profile of breast cancer epithelial cells treated with the anti-diabetic drug metformin: induction of the tumor suppressor miRNA let - 7a and suppression of the TGFbeta-induced oncomiR miRNA - 181a [J]. Cell cycle, 2011, 10(7): 1144 - 1151.

[86] PERNG D W, YANG D M, HSIAO Y H, et al. miRNA - 146a expression positively regulates tumor necrosis factor-alpha-induced interleukin - 8 production in mesenchymal stem cells and differentiated lung epithelial-like cells [J]. Tissue engineering Part A, 2012, 18(21 - 22): 2259 - 2267.

[87] CLEMENT T, SALONE V, REDERSTORFF M. Dual Luciferase Gene Reporter Assays to Study miRNA Function [J]. Methods Mol Biol, 2015, 1296: 187 - 198.

[88] LEE H W, JEON Y H, HWANG M H, et al. Dual reporter gene imaging for tracking macrophage migration using the human sodium iodide symporter and an enhanced firefly luciferase in a murine inflammation model [J]. Mol Imaging Biol, 2013, 15(6): 703 - 712.

[89] CHEN S, BLEAM W F, HICKEY W J. Simultaneous analysis of bacterioferritin gene expression and intracellular iron status in Pseudomonas putida KT2440 by using a rapid dual luciferase reporter assay [J]. Appl Environ Microbiol, 2009, 75(3): 866 - 868.

[90] CUFF J, SALARI K, CLARKE N, et al. Integrative bioinformatics links HNF1B with clear cell carcinoma and tumor-associated thrombosis [J]. PLoS One, 2013, 8(9): e74562.

[91] COZMA D, LUKES L, ROUSE J, et al. A bioinformatics-based strategy identifies c-Myc and Cdc25A as candidates for the Apmt mammary tumor latency modifiers [J]. Genome Res, 2002, 12(6): 969 - 975.

[92] MICHAEL A, COWARD J, BROWN A, et al. The Tolerability of Sunitinib in

Elderly Patients with Metastatic Renal Cancer [J]. Clin Oncol (R Coll Radiol), 2015, 27(6): 371 - 372.

[93] JIANG W G, SANDERS A J, KATOH M, et al. Tissue invasion and metastasis: Molecular, biological and clinical perspectives [J]. Semin Cancer Biol, 2015, 35(Supplement): S244 - S275.

[94] PICHLER M, HUTTERER G C, CHROMECKI T F, et al. Predictive ability of the 2002 and 2010 versions of the Tumour-Node-Metastasis classification system regarding metastasis-free, cancer-specific and overall survival in a European renal cell carcinoma single-centre series [J]. BJU Int, 2013, 111(4 Pt B): E191 - E195.

[95] KIM S P, ALT A L, WEIGHT C J, et al. Independent validation of the 2010 American Joint Committee on Cancer TNM classification for renal cell carcinoma: results from a large, single institution cohort [J]. J Urol, 2011, 185(6): 2035 - 2039.

[96] HEINZELMANN J, HENNING B, SANJMYATAV J, et al. Specific miRNA signatures are associated with metastasis and poor prognosis in clear cell renal cell carcinoma [J]. World J Urol, 2011, 29(3): 367 - 373.

[97] YI Z, FU Y, ZHAO S, et al. Differential expression of miRNA patterns in renal cell carcinoma and nontumorous tissues [J]. J Cancer Res Clin Oncol, 2010, 136 (6): 855 - 862.

[98] HAUSER B, ZHAO Y, PANG X, et al. Functions of MiRNA - 128 on the Regulation of Head and Neck Squamous Cell Carcinoma Growth and Apoptosis [J]. PLoS One, 2015, 10(3): e0116321.

[99] JIA S, PENG J, GAO B, et al. Relative quantification of protein-protein interactions using a dual luciferase reporter pull-down assay system [J]. PLoS One, 2011, 6(10): e26414.

[100] LIU Q, AXTELL M J. Quantitating Plant MicroRNA-Mediated Target Repression Using a Dual-Luciferase Transient Expression System [J]. Methods

Mol Biol, 2015, 1284: 287.

[101] KAMIYAMA M, NAGURO I, ICHIJO H. In vivo gene manipulation reveals the impact of stress-responsive MAPK pathways on tumor progression [J]. Cancer Sci, 2015, 106(7): 785-796.

[102] RONKINA N, KOTLYAROV A, DITTRICH - BREIHOLZ O, et al. The mitogen-activated protein kinase (MAPK)-activated protein kinases MK2 and MK3 cooperate in stimulation of tumor necrosis factor biosynthesis and stabilization of p38 MAPK [J]. Mol Cell Biol, 2007, 27(1): 170-181.

[103] HUYNH H, NGUYEN T T, CHOW K H, et al. Over-expression of the mitogen-activated protein kinase (MAPK) kinase (MEK) - MAPK in hepatocellular carcinoma: its role in tumor progression and apoptosis [J]. BMC Gastroenterol, 2003, 8.

[104] HOORNAERT I, MARYNEN P, GORIS J, et al. MAPK phosphatase DUSP16/MKP - 7, a candidate tumor suppressor for chromosome region 12p12 - 13, reduces BCR-ABL-induced transformation [J]. Oncogene, 2003, 22(49): 7728-7736.

[105] WATSON A L, ANDERSON L K, GREELEY A D, et al. Co-targeting the MAPK and PI3K/AKT/mTOR pathways in two genetically engineered mouse models of schwann cell tumors reduces tumor grade and multiplicity [J]. Oncotarget, 2014, 5(6): 1502-1514.

[106] CANNON M J, GOYNE H E, STONE P J, et al. Modulation of p38 MAPK signaling enhances dendritic cell activation of human CD4+ Th17 responses to ovarian tumor antigen [J]. Cancer Immunol Immunother, 2013, 62(5): 839-849.

[107] ZHANG Q, WANG J, DUAN M T, et al. NF-kappaB, ERK, p38 MAPK and JNK contribute to the initiation and/or maintenance of mechanical allodynia induced by tumor necrosis factor-alpha in the red nucleus [J]. Brain Res Bull, 2013, 99: 132-139.

[108] SATO A, OKADA M, SHIBUYA K, et al. Pivotal role for ROS activation of p38 MAPK in the control of differentiation and tumor-initiating capacity of glioma-initiating cells [J]. Stem cell research, 2014, 12(1): 119 - 131.

[109] ZENG Q, LI S, CHEPEHA D B, et al. Crosstalk between tumor and endothelial cells promotes tumor angiogenesis by MAPK activation of Notch signaling [J]. Cancer Cell, 2005, 8(1): 13 - 23.

[110] SANGRAR W, SHI C, MULLINS G, et al. Amplified Ras-MAPK signal states correlate with accelerated EGFR internalization, cytostasis and delayed HER2 tumor onset in Fer-deficient model systems [J]. Oncogene, 2015, 34(31): 4109 - 4117.

[111] ZANUCCO E, EL - NIKHELY N, GOTZ R, et al. Elimination of B-RAF in oncogenic C-RAF-expressing alveolar epithelial type II cells reduces MAPK signal intensity and lung tumor growth [J]. J Biol Chem, 2014, 289(39): 26804 - 26816.

[112] SHE Q B, SOLIT D B, YE Q, et al. The BAD protein integrates survival signaling by EGFR/MAPK and PI3K/Akt kinase pathways in PTEN-deficient tumor cells [J]. Cancer Cell, 2005, 8(4): 287 - 297.

[113] BETA M, KHETAN V, CHATTERJEE N, et al. EpCAM knockdown alters microRNA expression in retinoblastoma — functional implication of EpCAM regulated miRNA in tumor progression [J]. PLoS One, 2014, 9(12): e114800.

后 记

　　此刻回想起读书生涯,已经二十年有余,来到同济求学已近九年,攻读博士学位也已三年了。自进入同济大学,深深沉醉于这所一流学府,醉心于大家风范,感受到健康所系,体会着生命所托。同济的名师巨擘,各具特点;中西融合,文质相顾。处如此佳境以陶铸自我,实乃人生幸事。在这里选择了治病救人,无悔于心。

　　剩下来的心情,也只有感谢!

　　同济九年的读书生活在这个季节即将画上一个句号,而于我的人生却只是一个逗号,因我即将面对又一次征程的开始。九年的求学生涯在师长、亲友的大力支持下,走得辛苦却也收获满囊,在论文即将付梓之际,思绪万千,心情久久不能平静。伟人、名人为我所崇拜,可是我更急切地要把我的敬意和赞美献给一位身边的人,我的导师——郑军华教授。也许我不是您最出色的学生,但您却是我最尊敬的老师。您治学严谨,学识渊博,视野雄阔,思想深邃,为我营造了一种良好的学习和精神氛围。"授人以鱼不如授人以渔",置身其间,耳濡目染,潜移默化,使我不仅接受了全新的思想观念,也树立了宏伟的学术目标,领会了基本的思考方式。不论从论文题目的选定还是到论文写作的指导,无一不经由您悉心点拨,再经思考后的领悟,常常让我有"山重水复疑无路,柳暗花明又一村"的解惑。医学专业不同于其他专业，来不得半点马虎，健康所系，性命所托，从老师身上我学到的不仅是治病救人，还有如何做人。

其次，我想要感谢的是我们科里的姚旭东教授、许云飞教授、彭波教授、刘敏副教授、耿江副教授、杨斌副教授等各位老师。三年寒窗，他们对我无论在学习、工作还是生活上都提供了非常无私的援助，科里老师们严谨求实的科研态度和精益求精的工作精神是我前进的方向和动力。

再次，要感谢上海市第十人民医院泌尿外科的老师和师兄弟们，包括车建平老师、张海民老师、鄢阳老师、黄建华老师、王光春老师、夏胜强老师，刘永珍护士长等，是你们对我的点点滴滴的关爱和帮助，让我难以忘怀。同时要感谢泌尿外科全体医护人员在工作、学习和生活上所给予的大力支持。

最后要感谢我的爸爸妈妈，焉得谖草，言树之背，养育之恩，无以回报，你们永远健康快乐是我最大的心愿。

在论文即将完成之际，我的心情无法平静，从开始进入课题到论文的顺利完成，有多少可敬的师长、同学、朋友给了我无言的帮助，同时也感谢学院和医院为我提供的良好学习、实习及实验环境。在这里请接受我最诚挚的谢意！

李　伟

附录 综 述

miRNAs 介导血管新生在
肿瘤侵袭转移中的研究进展

李伟,郑军华

摘要 MicroRNA(miRNA)是一类包括 19～25 个核苷酸对的内源性非编码单链小分子 RNA,在真核生物的基因表达中发挥重要作用,其通过对代谢、分化、发育和凋亡等细胞关键活动的调控从而发挥癌基因或抑癌基因的功能。肿瘤侵袭转移是一种癌细胞从原发部位转移并定点增殖形成肿瘤的复杂、多因素、多步骤的生物学过程。绝大多数肿瘤患者的死亡是由肿瘤侵袭转移引起的,癌细胞的扩散可看做是病情恶化的标志,也是治疗失败与死亡的关键原因。已有报道 miRNA 在前列腺癌、肺癌、乳腺癌、结肠癌和肾癌中对肿瘤的发生发展起着至关重要的调控作用,而血管新生是许多肿瘤生长、转移、恶化中一个不可或缺的重要步骤,其中 miRNA 的作用机制目前已成为许多肿瘤研究领域中的热点。本文综述了 miRNAs 与肿瘤转移中血管新生方面的研究进展,并进一步探讨它们作为肿瘤诊断标记物和治疗靶标的前景。

关键词 miRNAs 肿瘤 转移 血管新生

Regulatory role of miRNAs in the angiogenesis of human tumour

Abstract　microRNA（miRNA）is evolutionarily conserved，non-coding small RNA（19 – 25 nt）involved in the regulation of eukaryotic gene expression，which can act as oncogenes or tumor suppressors in cellular proliferation，apoptosis，invasion，differentiation and so on. On the numerator level，the tumor often involves the gene of participation and it is a biology process that has many stages，and steps. The vast majority of cancer deaths are due to metastasis，the spread of cancer cells from its primary site to other parts of the body. Recent studies showed that miRNAs were involved in the regulation of the proliferation，differentiation and apoptosis. Through studying the mechanisms of angiogenesis regulation by miRNAs，we may find ways to control the angiogenesis process in tumors as novel approaches to cancer treatment.

Keywords　miRNA；renal cell carcinoma；angiogenesis；invasion；metastasis

　　微小 RNA(miRNA)是一类分布广泛,由 19～25 个核苷酸的内源性非编码 RNA,其生物学特性主要表现为：高度保守性、时序表达特异性和组织表达特异性。miRNAs 主要通过降解 mRNA 和抑制 mRNA 翻译进而在一系列重要的生命活动发挥作用[1-3]。目前的研究证实肿瘤的发生、发展与 miRNAs 之间存在着很大的关系,约有一半的 miRNAs 上游基因位于染色体肿瘤相关区域内,而且多种肿瘤中均存在 miRNAs 异常表达,提示 miRNAs 可以起到肿瘤抑制基因或者癌基因的功能[4,5]。miRNA 的发现在 2002 年被《Science》列为十大科技突破之首,已有报道 miRNAs 在前列腺癌、肺癌、乳腺癌、结肠癌和肾癌中对肿瘤的发生发展起着至关重要的调控作用,而血管新生是许多肿瘤生长、转移、恶化中一个不可缺少的重要步骤,其中 miRNA 的作用机制目前已成为许多肿瘤研究领域中的热点问题。

1 miRNA 生物学特性

自从 1993 年 Lee 等人在秀丽新杆线虫中定位克隆出第一个可调控胚胎后期发育的基因 lin‑4 发现首个 miRNA 以来,人类基因组中 1 000 多种 miRNAs 被陆续发现[6,7]。miRNA 是一类长度为 19～25 nt 的单链保守的内源性非蛋白质编码小分子 RNA,其在体内合成是个比较复杂的过程。首先,细胞核内编码 miRNA 的基因转录生成 miRNA 的初始转录产物,即 Pri‑miRNA,后者在 Rnase Drosha 的作用下,被剪切成长约 70 个核苷酸、具有颈环结构的 miRNA 前体 Pre‑miRNA。Pre‑miRNA 在 Ran‑GTP 依赖的核质胞质转运蛋白作用下从核内转移到细胞质中。在胞质中,miRNA 前体在 Dicer 酶(双链 RNA 专一性 RNA 内切酶)作用下,被剪切成 19～25 个核苷酸长度的双链 miRNA。起初,成熟 miRNA 与其互补序列结合成 miRNA：miRNA * 双螺旋结构(miRNA * 是 miRNA 互补序列);随后,双螺旋解旋,其中一条结合到 RNA 诱导的基因沉默复合物 RISC 中,形成非对称 RISC 复合物,对靶 mRNA 进行降解,或抑制其蛋白翻译,从而发挥其生物学作用[8]。miRNA 与其靶基团组成了一个复杂的调控网络,在个体的发育及细胞增殖、分化、凋亡等生物学过程中发挥重要作用[9]。

miRNA 的生物学特性主要表现为：高度保守性、时序表达特异性和组织表达特异性。主要通过降解 mRNA 和抑制 mRNA 翻译,在一系列重要的生命活动发挥作用。miRNA 与其靶 mRNA 的 3′非翻译区一定程度的互补配对,接近完全互补时导致 mRNA 剪切,随后 RNA 降解,这种机制常发生于植物中；不完全配对时 miRNA 会通过特异性识别靶 mRNA 的 $3'$－UTR，并与之结合，从而抑制靶 mRNA 的翻译，这种机制多见于动物中[10]。近些年 miRNA 的作用研究显示许多 miRNA 在不同的疾病出现异常表达，在癌症中，可能起着调节肿瘤转移相关基因的功能[11]。据估计，miRNAs 可能调节近三分之二的人类基因组，这个发现，增加了肿瘤生物学的发展，有针对性的治疗和改善疾病分级分期的理解[12]。而血管新生在肿瘤发生、发展过程中发挥重要作用已被公认，目前已有证据表明 miRNAs 可通过调控其靶标基因参与的信号通路，影响肿瘤新生血管的形成[13]。

2　血管新生介导肿瘤侵袭转移中的 miRNAs

肿瘤侵袭转移是一个多因素、多步骤的生物学过程，涉及癌基因、抑癌基因、分子信号转导、粘附相关分子、蛋白质水解酶及众多细胞和调节因子等。miRNA 与恶性肿瘤相关联的研究基于 2 个发现：一是 miRNA 定位在致癌相关基因组区及基因组不稳定区域；二是 miRNA 在正常和恶性肿瘤细胞中的不同表达，且几乎所有的肿瘤中均发现有 miRNA 的异常表达。已有大量的研究表明特异性的 miRNA 参与肿瘤发生过程。血管新生对于实体肿瘤的生长与转移是必要的条件，最近的研究证明 miRNA 与恶性肿瘤转移中的血管新生也有密切关系[14]。肿瘤分泌促血管生成因子，诱导血管内皮细胞从基质中向内生长。这些多肽类物质结合于血管内皮细胞的表面，激发信号级联反应，激活或抑制导致血管生成的下游靶基因，诱导内皮细胞的表型改变，调控新生血管形成。近来 miRNAs 在阐明肿瘤血管新生机制，作为疾病诊断和预后的生物学标志和治疗靶点方面起着重要作用。

2.1　E－cad－VEGF 通路中的血管生成性 miRNA miR－9

E－钙黏素（E-cad）是一种主要的上皮细胞黏连蛋白，在很多癌组织的细胞表面表达减少或消失，致使癌细胞易从瘤块脱落，成为癌细胞侵袭与转移的前提,因而是一种转移抑制分子。miR - 9 在乳腺癌细胞中表达上调。Khew-Goodall 等研究发现,由乳腺癌细胞 myc 癌基因诱导的 miR - 9 靶向 E-钙黏素,诱导肿瘤细胞的上皮-间质转化,进而刺激肿瘤血管生成[15]。Ma 等对此信号通路做了进一步研究,由 myc 和 MYCN 基因激活的 miR - 9 直接靶向 E-钙黏素编码的基因 CDH1,导致 E-钙黏素表达降低,后者激活了 β-连环素信号,促成血管内皮生长因子 VEGF 表达上调,最终促进肿瘤血管生成与转移[16]。

  2.2   VHL - VEGF 通路中的血管生成性 miRNAs

miR - 296、miR - 185、miR - 378、miR - 16 和 miR - 200 家族

在肾透明细胞癌发病机制中,VHL 基因缺陷扮演着及其重要的角色,VHL 缺失或低表达引起正常氧环境下细胞乏氧状态,进而导致缺氧诱导因子 1(HIF - 1)在细胞积蓄,血管内皮生长因子 VEGF 等细胞因子的 mRNA 转录增加,最终促进内皮细胞增殖。肿瘤组织中新生血管的主要特征之一是促血管生长因子受体的高表达,以及内皮细胞对受体的特异性结合水平升高,如血小板源生长因子受体和 VEGF 受体,这是血管生成的关键步骤。VEGF 是目前已知的最重要促血管生成因子,可以增强肿瘤的血管生长及癌组织侵袭转移,因此现在对肾脏肿瘤的研究认同 VEGF 可以作为转移性肾癌的一个潜在基因治疗靶点。多项研究发现不同的 miRNAs 参与上述过程,Würdinger 等人发现 miR - 296 在上调血管内皮生长因子过程中起到重要作用[17]。其研究显示肿瘤血管内皮细胞 miR - 296 表达水平高于正常组织,生长因子诱导的 miR - 296 可直接作用于肝细胞生长因子调节的络氨酸激酶底物(HGS)mRNA,极大地促进了血管生成。miR - 296可使 HGS 水平下降,HGS 介导的生长因子受体 VEGFR - 2 和 PDGFR - β 降解减少,进而发现下调癌细胞中 miR - 296 表达可使肿瘤血管生成减少,抑制肿瘤细胞增殖、侵袭和转移。在多项研究中发现,与肾癌转移血管生成相关的 miRNA 中,miR - 185 的表达显著增高,它与抑癌基

因——张力蛋白同源的磷酸酶基因(PTEN)的表达负相关,起致癌基因的作用。肾癌中 miR - 185 的高表达通过抑制 PTEN 基因活化 PIK3 - AKT 信号通路及其下游靶基因 mTOR,在肾癌的进展和靶向治疗上可能会具有重要意义[18]。Lee 在小鼠成瘤实验中发现,过表达 miR - 378 的神经胶质瘤细胞成瘤体积显著增大,新生血管管径明显变粗[19]。Tsang 等人发现 miR - 16 是另一个与血管生成癌细胞转移相关的 miRNA,miR - 16 定位在 13 号染色体长臂 14 区(13q14),它在肾癌中高表达并干预数条致癌或抑癌的信号通路。miR - 16 的一个靶基因是 Bcl - 2,已有实验证明抑制 miR - 16 可以上调 Bcl - 2 的表达并在肿瘤细胞中诱导凋亡的出现,进一步抑制血管生成[20]。如在组织细胞缺氧条件下 miR - 210 过表达,并把铁硫簇蛋白(ISCU)作为靶基团,而 ISCU 参与了细胞线粒体电子传递链,揭示了一个调节肿瘤细胞缺氧条件下血管生成的调节机制[21]。miR - 200 家族(miR - 141、miR - 200a、miR - 200b 以其 miR - 200c)的低表达与 VHL 丢失一样,也可激活 HIF 途径,引起与 miR - 200 家族成员呈强烈负相关的 HIF - 2α 及下游标靶(VEGF、TGF - β)的过表达[22]。

2.3　HIF - VEGF 通路中的血管生成性 miRNAs

miR - 519c、miR -15、miR - 16 和 miR - 155

HIF - 1α 是一个调控血管生成的关键转录因子,它主要通过诱导 VEGF、白介素 - 8 等的表达起作用。其中血管生成因子 VEGF 已被证明是 HIF - 1α 的下游靶标。缺氧状态下 HIF - 1α 趋于稳定,并进入细胞核中激活一系列的下游基因。目前已有研究认为 miRNA 能在转录后水平调控 HIF - 1α 的表达,其调节异常可导致肿瘤血管生成[23]。Cha 等通过实验发现,miR - 519c 是独立于缺氧的 HIF - 1α 调控者,它通过直接结合于 HIF - 1α 的 3'- UTR 减少肿瘤的血管生成。注射过表达 miR - 519c 细胞的老鼠 HIF - 1α 蛋白水平显著降低,内皮细胞的管状形成减少,随之肿瘤血管生成、生长和转移受抑制。研究还发现,HIF - 1α 的诱导者肝细胞生长因子

能在转录后通过 Akt 信号通路抑制 miR－519c 的水平。因此，miR－519c
可通过负调控 HIF－1α 而抑制肿瘤血管生成[24]。miR－15 和 miR－16 也
被认为在 HIF－1－VEGF 通路中具有调控作用。当过表达 miR－15、
miR－16 时 VEGF 明显受到抑制，但在缺氧的环境下，miR－15、miR－16
的表达明显下调，提示 HIF－1 在促进 VEGF 表达的同时抑制 miR－15、
miR－16 的表达。因此，肿瘤细胞在低氧环境下，可通过下调 miR－15、
miR－16 解除其对 VEGF 的抑制作用，激活内皮细胞，促进肿瘤组织的血
管生成[25]。此外，对肿瘤血管生成的有抑制作用的 miRNA 还有 miR－
155。Martin 等发现 miR－155 能转录后调控血管紧张素Ⅱ－1 型受体，从
而抑制血管紧张素Ⅱ的信号传导。由于血管紧张素Ⅱ与血管生成相关，推
测 miR－155 可能抑制了肿瘤血管生成[26]。

2.4　VEGF－PI3K－AKT 通路中的血管生成性 miRNA

miR－126

Fish 等对老鼠胚胎内皮细胞进行 miRNA 表达分析，发现了一类在内
皮细胞中高表达的 miRNA，其中 miR－126 的表达最高，miR－126 能调控
内皮细胞对 VEGF 的反应，促血管发生[27]。另一研究表明缺失 miR－126
的斑马鱼在早期发育中就表现出血管完整性降低，并出现出血现象。进一
步发现 miR－126 可负向调控 SPRED－1 基因和磷酸肌醇-3 激酶调控亚
单位 2(PIK3R2)的表达，目前已知 VEGF 可以通过细胞外调节蛋白激酶
(ERK)及蛋白激酶 B(Akt)信号通路传递信号，而 SPRED－1 和 PIK3R2
是该通路的负调控因子。因此 miR－126 可能通过拮抗 SPRED－1 和
PIK3R2 对 VEGF 信号传导的负调控作用促进内皮细胞血管生成。

2.5　PTEN－AKT/ERK 通路中的血管生成性 miRNA

miR－21

miR－21 被认为是与肿瘤生长和转移相关的重要 miRNA 之一。Liu
等在人前列腺癌细胞中转染前体 miR－21 使 miR－21 过表达，并用鸡绒毛

膜尿囊膜分析肿瘤血管生成时发现,miR－21 的过表达增加了 HIF－1 和 VEGF 的表达,诱导肿瘤血管生成。进一步研究发现 miR－21 激活了 Akt 和 ERK1/2 信号通路,抑制 miR－21 可阻断该过程,miR－21 的靶标第 10 号染色体丢失的 PTEN 基因过表达也可部分地失活 Akt 和 ERK,从而抑制肿瘤血管生成,并降低 HIF－1 和 VEGF 的表达。单独抑制 HIF－1 的表达可抑制 miR－21 所诱导的肿瘤血管生成,说明 HIF－1 是 miR－21 上调肿瘤血管生成所必需的。缺氧是实体肿瘤微环境的基本特征,而缺氧状态下低氧诱导因子-1(HIF－1)的稳定表达可激活肿瘤细胞中多种促血管生成因子的转录,促进新生血管的形成。简言之,miR－21 通过靶向抑制 PTEN,激活了 Akt 和 ERK 信号通路,由此增强了 HIF－1 和 VEGF 的表达,从而诱导了肿瘤血管生成。

2.6 Myc 癌基因通路中的血管生成性 miRNAs

miR－17－92 家族

miR－17－92 是由 7 个 miRNA(miR－17－5p、miR－17－3p、miR－18a、miR－19a、miR－20、miR－19b－1 和 miR－92－1)组成的表达簇,在多种肿瘤中表达上调[28]。miR－17－92 家族是目前发现的最强致癌 miRNA 之一。Myc 癌基因家族在控制肿瘤细胞增殖、分化和血管生成中起着一定作用。Dews 等发现,myc 癌基因可激活 miR－17－92 簇,且在 k-ras 转化的肠道细胞中进一步转导 myc 编码的逆转录病毒促使更有活力的血管生成和生长,进一步研究表明,在这些 k-ras 和 myc 共同表达的细胞中,miR－17－92 家族靶向抗血管生成基因凝血酶敏感蛋白－1 和结缔组织生长因子,使其表达降低而促进更大的、灌注量更高的血管形成。近期,Dews 等进一步提出,过表达 c-myc 和 miR－17－92 簇的细胞中,miR－17－92 簇对凝血酶敏感蛋白－1 表达的降低作用是间接的,是通过靶向此信号通路的一些调控因子导致转化生长因子-β 而发生[29,30]。结合以上研究提示,被 c-myc 激活的 miR－17－92 家族通过减弱转化生长因子-β信号通路而停止凝血酶敏感蛋白-1的表达,从而刺激血管生成和肿瘤细胞生长。

3　展望

随着后基因组时代的来临,探索非编码序列的生物学意义日益凸显。目前miRNA的变化与肿瘤的密切关系已经得到科学家的共识,大量研究结果表明,miRNA在实际临床运用中具有十分重要的意义,将成为肿瘤诊断的新型生物标记和治疗及预后的分子靶标。miRNA在肿瘤血管生成中的研究更是目前的热点,此领域的研究进展很大程度上取决于如何提高miRNA检测的灵敏度和特异性,并准确预测miRNA的靶标基因等。利用miRNAs表达谱为临床提供更准确的诊断和个体化治疗,特异性并有效地将miRNA或其抑制剂转入肿瘤细胞内将使miRNAs研究具有现实性的临床意义。

参考文献

［1］　IMAM J S, PLYLER J R, BANSAL H, et al. Genomic Loss of Tumor Suppressor miRNA-204 Promotes Cancer Cell Migration and Invasion by Activating AKT/mTOR/Rac1 Signaling and Actin Reorganization［J］. PloS one, 2012, 7(12): e52397.

［2］　ERKAN E P, BREAKEFIELD X O, SAYDAM O. miRNA signature of schwannomas: possible role(s) of "tumor suppressor" miRNAs in benign tumors ［J］. Oncotarget, 2011, 2(3): 265-270.

［3］　LI X, ZHANG Y, ZHANG H, et al. miRNA-223 promotes gastric cancer invasion and metastasis by targeting tumor suppressor EPB41L3 ［J］. Molecular cancer research: MCR, 2011, 9(7): 824-833.

［4］　ROUHI A, MAGER D L, HUMPHRIES R K, et al. MiRNAs, epigenetics, and cancer ［J］. Mammalian genome: official journal of the International Mammalian Genome Society, 2008, 19(7-8): 517-525.

[5] WU M, JOLICOEUR N, LI Z, et al. Genetic variations of microRNAs in human cancer and their effects on the expression of miRNAs [J]. Carcinogenesis, 2008, 29(9): 1710 - 1716.

[6] LEE R C, FEINBAUM R L, AMBROS V. The C. elegans heterochronic gene lin - 4 encodes small RNAs with antisense complementarity to lin - 14 [J]. Cell, 1993, 75(5): 843 - 854.

[7] BEREZIKOV E, GURYEV V, VAN DE BELT J, et al. Phylogenetic shadowing and computational identification of human microRNA genes [J]. Cell, 2005, 120(1): 21 - 24.

[8] KOSAKA N, IGUCHI H, OCHIYA T. Circulating microRNA in body fluid: a new potential biomarker for cancer diagnosis and prognosis [J]. Cancer science, 2010, 101(10): 2087 - 2092.

[9] HE L, HANNON G J. MicroRNAs: small RNAs with a big role in gene regulation [J]. Nature reviews Genetics, 2004, 5(7): 522 - 531.

[10] PAPAGIANNAKOPOULOS T, KOSIK K S. MicroRNAs: regulators of oncogenesis and stemness [J]. BMC medicine, 2008, 6(1): 15 - 0.

[11] WHITE N M, KHELLA H W, GRIGULL J, et al. miRNA profiling in metastatic renal cell carcinoma reveals a tumour-suppressor effect for miR - 215 [J]. British journal of cancer, 2011, 105(11): 1741 - 1749.

[12] NANA - SINKAM S P, CROCE C M. Clinical Applications for microRNAs in Cancer [J]. Clinical pharmacology and therapeutics, 2013, 93(1): 98 - 104.

[13] ANAND S, MAJETI B K, ACEVEDO L M, et al. MicroRNA - 132 - mediated loss of p120RasGAP activates the endothelium to facilitate pathological angiogenesis [J]. Nature medicine, 2010, 16(8): 909 - 914.

[14] AL - ALI B M, RESS A L, GERGER A, et al. MicroRNAs in renal cell carcinoma: implications for pathogenesis, diagnosis, prognosis and therapy [J]. Anticancer research, 2012, 32(9): 3727 - 3732.

[15] KHEW - GOODALL Y, GOODALL G J. Myc-modulated miR - 9 makes more

metastases [J]. Nature cell biology, 2010, 12(3): 209 - 211.

[16] MA L, YOUNG J, PRABHALA H, et al. miR - 9, a MYC/MYCN-activated microRNA, regulates E-cadherin and cancer metastasis [J]. Nature cell biology, 2010, 12(3): 247 - 256.

[17] WURDINGER T, TANNOUS B A, SAYDAM O, et al. miR - 296 regulates growth factor receptor overexpression in angiogenic endothelial cells [J]. Cancer cell, 2008, 14(5): 382 - 393.

[18] PANTUCK A J, SELIGSON D B, KLATTE T, et al. Prognostic relevance of the mTOR pathway in renal cell carcinoma: implications for molecular patient selection for targeted therapy [J]. Cancer, 2007, 109(11): 2257 - 2267.

[19] LEE D Y, DENG Z, WANG C H, et al. MicroRNA - 378 promotes cell survival, tumor growth, and angiogenesis by targeting SuFu and Fus - 1 expression [J]. Proceedings of the National Academy of Sciences of the United States of America, 2007, 104(51): 20350 - 20355.

[20] TSANG W P, KWOK T T. Epigallocatechin gallate up-regulation of miR - 16 and induction of apoptosis in human cancer cells [J]. The Journal of nutritional biochemistry, 2010, 21(2): 140 - 146.

[21] Z C Z, LUO C, YANG Z, et al. Heparanase participates in the growth and invasion of human U - 2OS osteosarcoma cells and its close relationship with hypoxia-inducible factor-1alpha in osteosarcoma [J]. Neoplasma, 2010, 57(6): 562 - 571.

[22] G D X, J H P, H L S, et al. Alpha-lipoic acid improves endothelial dysfunction in patients with subclinical hypothyroidism [J]. Experimental and clinical endocrinology & diabetes: official journal, German Society of Endocrinology [and] German Diabetes Association, 2010, 118(9): 625 - 629.

[23] LIU L Z, LI C, CHEN Q, et al. MiR - 21 induced angiogenesis through AKT and ERK activation and HIF - 1alpha expression [J]. PloS one, 2011, 6(4): e19139.

［24］ CHA S T, CHEN P S, JOHANSSON G, et al. MicroRNA－519c suppresses hypoxia-inducible factor－1alpha expression and tumor angiogenesis ［J］. Cancer research，2010，70(7)：2675－2685.

［25］ YE W, LV Q, WONG C K, et al. The effect of central loops in miRNA：MRE duplexes on the efficiency of miRNA-mediated gene regulation ［J］. PloS one，2008，3(3)：e1719.

［26］ MARTIN M M, BUCKENBERGER J A, JIANG J, et al. The human angiotensin II type 1 receptor ＋1166 A/C polymorphism attenuates microrna－155 binding ［J］. The Journal of biological chemistry，2007，282(33)：24262－24269.

［27］ FISH J E, SANTORO M M, MORTON S U, et al. miR－126 regulates angiogenic signaling and vascular integrity ［J］. Developmental cell，2008，15(2)：272－284.

［28］ MENDELL J T. miRiad roles for the miR－17－92 cluster in development and disease ［J］. Cell，2008，133(2)：217－222.

［29］ DEWS M, HOMAYOUNI A, YU D, et al. Augmentation of tumor angiogenesis by a Myc-activated microRNA cluster ［J］. Nature genetics，2006，38(9)：1060－1065.

［30］ DEWS M, FOX J L, HULTINE S, et al. The myc-miR－17～92 axis blunts TGF[113] signaling and production of multiple TGF[113]-dependent antiangiogenic factors ［J］. Cancer research，2010，70(20)：8233－8246.

作为新型肿瘤标志物的分泌性 miRNAs

李伟 综述 郑军华* 审校

摘要 MicroRNAs（miRNAs）是一类能够降解或抑制靶 mRNA 转录后水

平的一类非编码小 RNA。许多研究表明，在肿瘤的发生、转移等方面都与 miRNA 的调节异常有关。最近的研究表明在血液或其他体液中分泌性 miRNA 的表达水平与癌症的发展、治疗反应和患者的存活相关。因此 miRNAs 很可能成为一种新型非侵入性癌症标记物的检测指标。本文总结了分泌性 miRNAs 在不同类型肿瘤的研究现状，并进一步展示了 miRNA 作为癌症标记物在临床检测中的进展。

关键词 分泌性 miRNAs 肿瘤 生物标志物 生物信使

Advance in the study of secretory miRNAs as novel cancer biomarkers

Abstract MicroRNAs（miRNAs）are a class of small non-coding RNAs that degrade or block target mRNAs at the posttranscriptional level. Many studies have shown that miRNA dysregulation is involved in cancer initiation，invasion，metastasis，and so forth. Recent studies have revealed secretory miRNA levels in blood and other body fluids to correlate significantly with cancer progression，therapeutic response and patient survival. Thus，secretory miRNAs have demonstrated great potential as powerful and non-invasive cancer biomarkers. Herein，we summarize the current progress of secretory miRNAs in different cancer types and analyze the potential mechanisms of miRNA secretion，discuss the different approaches to miRNA detection in body fluids and the advantages of secretory miRNAs as biomarkers for early cancer diagnosis and the prediction of therapeutic efficacy.

Keywords Secretory miRNAs；Cancer；Biomarkers；Bio-messenger

1. 介绍

　　miRNAs 是一类大小为 $18\sim25$ 个核苷酸的非编码小 RNA，并能够降解或阻遏靶 mRNA 转录后水平调控蛋白表达。miRNAs 直接由染色体 DNA 通过 RNA 聚合酶 II 或 RNA 聚合酶 III 转录形成，在核酸酶 Drosha 的作用下产生 pri-miRNA，pri-miRNA 在核酸酶 Drosha 的作用下形成有循环结构的发夹状前体 pre-miRNA，细胞质中另一个核酸酶 Dicer 将其剪切产生双链 miRNA。其中一条成熟的单链 miRNA 保留在沉默复合体（RISC）中，RISC 能够使成熟的 mRNA 沉默。然而，miRNA 的起源也包括不典型的 Dicer 或不依赖 Ago-2 途径的机制[1]。

　　miRNAs 在细胞发育和功能调节中发挥关键的作用。越来越多的证据表明 miRNAs 在癌症的发生和转移中起着非常关键的作用。最近的研究表明 miRNAs 能够进入血液和其他体液循环中，推断循环的 miRNAs 能够从破碎的细胞中分离出来。然而，越来越多的证据支持细胞通过一种外来体进而分泌 miRNAs 进入循环系统中，这种外来体是哺乳动物分泌的 $30\sim90$ nm 的囊泡，并且核内体质膜分泌多泡体后在细胞外释放物质。尽管 miRNAs 分泌的详细机制还不甚明朗，但分泌性的 miRNAs 很可能是一类新的生物信使已被公认。

　　作为诊断和预后很有潜力的肿瘤标记物，重要的是分泌性的 miRNAs 怎样维持在一个相对稳定的体液环境中。一些研究结果显示循环 miRNAs 在大多数体液中包括血清、血浆、母乳中确实是相对稳定的[2-4]。同时分泌性 miRNAs 在大多数 RNAs 降解的环境中也能保持相对稳定，例如极端的 pH 值、室温下长时间存放、反复冻融循环。因此循环 miRNAs 不会以单纯"裸 RNA"的形式存在体液中也是合理的。miRNAs 能够抵抗恶劣的环境而不降解的原因，很可能是跟它们进入微小囊泡、外来体或者其他复合体有关。2004 年 El-Hefnawy 等人发现血清中 RNA 很可能是由脂类或脂蛋白囊泡保护的,但可以被洗涤剂破坏[5]。后来更多的研究表明分泌性 miRNAs 共同存在于微囊泡中。Valadi 等人提供了可靠的证据表明 miRNAs 能够以外来体形式从供体细胞中分泌,并且通过循环系统进入受体细胞中[6]。Hunter 等人研究表明循环血液微囊泡中的 miRNAs,可能与调节免疫功能的血细胞的分化和代谢途径有关[7]。基于现在研究显示 miRNAs 能够通过微囊泡或者外来体分泌,其最主要的功能是都能够保护分泌性 miRNAs 的稳定性及活性。

近来一些研究倾向于 miRNAs 可能与肿瘤细胞的恶性增殖有关。一系列研究表明 miRNAs 作为癌症标记物在不同类型的癌症诊断与治疗方面具有很大优势。Kosaka 等人最近的研究表明分泌性 miRNAs 在抑制肿瘤初期的生长非常重要[8]。分泌性 miRNAs 作为癌症标记物的主要优势包括:其在体液中稳定存在并且具有非侵入性。分泌性 miRNAs 的特异表达可能反映癌症的发生、侵袭、转移和治疗,所以在癌症的早期诊断、靶向治疗以及预后方面很可能将会成为一种新的肿瘤标记物。目前的一些临床试验已经在评估分泌性 miRNAs 作为癌症标记物的可能性及优势。

2. 肿瘤中的 miRNAs

尽管癌症的早期诊断和预后很困难,但过去几十年临床检验中已鉴定了很多有效的蛋白肿瘤标记物,包括鉴定胃和结肠直肠癌的癌胚抗原(CEA)和鉴定前列腺癌的前列腺特异抗原(PSA),这些蛋白标记物在癌症早期筛选、评价治疗和肿瘤复发的检测方面有重要作用。尽管这些癌症标记物指导临床卓有成效,但临床上找到针对不同肿瘤诊断和预后更为敏感、特异和专一性的生物标记物仍是需要的。与蛋白分子相比,miRNAs 有更简单的结构、不需要加工后修饰和可使用 PCR 检测方法,这种生物标记物可能在癌症的诊断、治疗和预后方面提供重要信息。

肿瘤特异性的 miRNAs 作为癌症标记物在诊断、预后和治疗方面有很大的应用价值。一个系统性的研究显示高表达的 miR – 10b 在乳腺癌中促进癌细胞的侵袭和转移[9]。此外,miR – 21 过表达能够使人表皮生长因子受体 2(ErbB2)阳性的乳腺癌病人对曲妥单抗治疗不敏感[10]。miR – 21 高表达导致结肠腺癌的病人存活率降低和治疗效果下降。在 25 对肝细胞癌和邻近的癌旁组织 miRNA 的表达检测表明,miR – 15b 的高表达可能降低治疗后肿瘤的再发生率[11]。一项研究表明在非小细胞肺癌的早期,miR – 374a 的低表达使患者的存活率降低,可作为患者预后风险估计的一个指标。肾透明细胞癌中 miR – 9 的甲基化与癌症的发生和转移复发有关。浸润性乳腺癌中 miR – 125b 表达下调往往预示着患者存活率降低。在对 187 个患有急性髓系白血病的年轻患者随访研究显示,miR – 181a 高表达预示着有更好的缓解期和更长的生存时间[12]。迄今为止,miRNAs 很多已知的生物学功能都与肿瘤的发生或转移有关。因此 miRNAs 作为癌症标记物在癌症早期筛选诊断和预后方面是很有意义的。

3. 作为新型的生物标记物在血液和其他体液中的分泌性 miRNAs

血清和其他体液中的分泌性 miRNAs 可能揭示肿瘤的恶性特征,许多循环 miRNAs 在不同类型的癌症中已经作为新型的肿瘤标记物供临床参考与应用,分泌性的循环 miRNAs 有其显著的优势:高敏感性、方便并且非侵入性的检查方法。下面主要介绍血液中的 miRNAs 作为肿瘤标记物在不同癌症中的临床应用,同时也总结了很多研究结果揭示其他体液中分泌性 miRNAs 同样可作为一种新型的肿瘤标记物。

3.1 淋巴瘤和白血病中的分泌性 miRNAs

基于淋巴系统循环特征的特异性,最先在淋巴瘤中发现分泌性的 miRNAs。Harris 的研究小组发现血清中 miRNAs 跟弥漫性大 B 细胞淋巴瘤有关,并且血清中 miR – 21 的高表达与改良过的无复发存活患者而不是总存活者有关。进一步研究提示血浆中 miR – 221 被认为是 NK/T 淋巴瘤诊断和预后的一个依据[13]。利用 microRNA 序列筛选技术发现在急性淋巴细胞白血病和急性髓系白血病患者血浆中 miR-92a 可作为白血病的一个生物标记物[14,15]。近来发现不管性别和年龄，miR-638 是健康人和患者中表达最稳定的 miRNA，表明在血浆中 miR-638 可作为一个标准化参照来比对其他 miRNA 在血液中的表达量。miR-92a/miR-638 在血浆中的比例与早期急性白血病的诊断有关，可以作为急性髓系和淋巴系白血病的一个生物标记。

最近在慢性淋巴细胞白血病（CLL）患者循环血中发现了特定和敏感的 miRNAs，Galasb 等人发现在 CLL 病人血浆中 miR-195/222/29a/150 显著地高表达[16]。进一步研究表明循环血 miR-150 在络氨酸激酶 ZAP-70 呈阴性的 CLL 患者中表达明显升高，揭示出 miR-150 可作为一个潜在的生物标记物来区别络氨酸激酶 ZAP-70 阳性和阴性的患者，指导临床治疗。表明特定循环 miRNAs 可作为 CLL 患者检测并分级分期的生化指标，对于更为精确地早期诊断和治疗该疾病提供了可能。

3.2　肺癌中分泌性 miRNAs

肺癌在所有癌症患者死亡率位居前列，目前迫切需要开发出一种可供在早期检测和识别肺癌的更为敏感的生物标记物来改善预后和提高生存率。Rabinowits 等人发现肺腺癌患者肿瘤来源外来体循环 miRNA 和肿瘤 miRNA 有明显相关性，特异性的循环 miRNA 可代替肿瘤 miRNA，不仅可用于肺腺癌患者的早期诊断，而且为治疗和预后提供可能。为了明确血清中分泌性 miRNAs 在非小细胞肺癌预后中的作用，Hu 等人通过比较生存率长短的各 30 例患者血清中 miRNAs 含量，使用 Solexa 测序方法，检测由正常基因组中的血清 miRNA 表达衍生分化而来的 11 个患者的 miRNAs 的表达量，结果表明存活时间较长的一组比存活时间较短的一组 miRNA 表达升高五倍。此外 miR-486/30d/1/499 的高表达与肺癌的总存活率有关，可能作为非小细胞肺癌诊断的非侵入性检测指标[17]。另一项关于体腔渗出上清液中细胞释放 miRNAs 的研究显示,肿瘤组患者中的 miR-24/miR-26a/miR-30d 的表达量明显高于良性组,上清中 miR-152 的表达量增多与多西他赛敏感有关,表明上清中分泌性的 miRNAs 对早期癌症的诊断和转移以及对多西他赛的化学疗法的预测都有很大的帮助[18]。

由于 miR-21 在非小细胞肺癌中发挥很大的作用,血浆中循环 miR-21 也是非小细胞肺癌的一个重要生物学指标。一些研究表明非小细胞肺癌患者血浆中 miR-21 表达量明显高于健康人。此外,非小细胞肺癌患者血清中 miR-21 表达量升高跟肿瘤转移和淋巴结转移具有关联性[19,20]。这些研究表明血浆中的 miR-21 可以作为非小细胞肺癌早期诊断的一个生物标记物。血浆中 miR-21 表达量还与肿瘤对化学治疗的敏感性有关。单肺结节的外科手术术前诊断表明,血浆中 miR-21/miR-210/miR-486-5p 有很大可能能够区分良性与恶性单肺结节[21,22]。值得注意的一项研究显示 34 例血清 miRNAs 筛查,有 80% 的准确性能够从无症状高危人群中鉴别早期非小细胞肺癌。一组非小细胞肺癌病人的随机 CT 试验也证明了血浆中 miRNAs 很强的筛查、诊断和预后能力。另外,非小细胞肺癌患者血清中 miR-1254 和 miR-574-5p 的含量明显高于正常对照组[23]。最近 Silva 等人又发现 miR-30e-3p 和 let-7f 在非小细胞肺癌患者中的表达量明显降低,并且与带病生存率和总存活率有关联[24]。结合以上研究表明现有证据能够证明循环和血浆中的 miRNAs 与肺癌的发生发展和转移有关,分泌性的 miRNAs 是肺癌诊断预测的一个很好的检测指标。

3.3 结直肠癌和胃癌中的分泌性 miRNAs

结直肠癌极具恶性特征并且是死亡率居第二位的癌症,高发年龄段为 40 到 79 岁。近些年结直肠癌发病率降低的一个重要原因是结直肠镜检查以及早发息肉摘除[25]。结直肠癌是一个早期可以察觉、前期可能根治的疾病。早期的结直肠癌筛选主要是通过结直肠镜检查,不过其缺点也显而易见：侵入性检查、花费高、敏感性不高，所以大量应用还是受到限制。结直肠癌患者与健康人相比，血清中 miRNAs 表达量有很明显的差别，目前研究发现结直肠癌患者中 69 种 miRNAs 异常表达。结直肠癌患者血清中的某些 miRNAs 跟肺癌有相同的异常表达谱（例如 miR-134/146a/221/222 等），表明 miRNAs 在癌症中普遍存在。Ng 等人最先报道指出用定量评价结直肠癌患者血浆 miRNAs，为找出一种结直肠癌潜在可能的生物标记物。q-PCR 定量分析 miRNAs，结直肠癌患者血浆中 miR-92 和 miR-17-3p 表达量升高。血浆 miR-92 能作为结直肠癌筛选的一个无侵害性的生物标记物[26]。Huang 更进一步证明 miR-92a 在结直肠癌的早期筛检中有很大作用[27]。有报告指出血浆中的 miR-141 也可能代替癌胚抗原(CEA)的作用来发现结直肠癌，血浆中 miR-141 高表达提示预后不良[28]。

在亚洲胃癌是胃肠肿瘤死亡的主要原因。晚期胃癌病人甚至在根治术以及化疗后也会频繁地出现腹膜内转移、再发。随访 IA 期到 IV 期胃癌患者的 5 年生存率从 71% 降到 4%，说明胃癌早期诊断的重要性[29]。胃癌患者 5 年的相对存活率仅为 25%，主要原因是在晚期才诊断。最近研究表明循环 miRNAs 或许是诊断胃癌更为灵敏的肿瘤标记物。为在胃癌患者中找到特异性的循环 miRNAs，Keiichi 等人对胃癌细胞进行培养并发现 let-7 家族在 AZ-P7a 胃癌细胞株中通过外来体选择性的分泌到胞外环境中，表明胃癌细胞可能通过分泌性 miRNAs 产生致癌性[30]。Tsujiura 最初通过研究胃癌患者血浆中的 miRNAs 表达量，评估临床疾病分级分期，发现 miR-17-5p/miR-21/miR-106a/miR-106b 表达量上升而 let-7a 量降低[31]。最近 Liu 等人观察 164 名胃癌患者和 127 名正常人血清中的 miRNA 表达量，与对照组相比胃癌患者中有 19 种血清 miRNAs 表达量明显多，提示血清中的五种 miRNAs（miR-1/20a/27a/34/423-5p）可能作为筛查与诊断胃癌的生物标记物，相对癌胚抗原和其他肿瘤标记物来说有很大的优势[32]。

3.4　前列腺癌中分泌性 miRNAs

一项 2010 年的流行病学统计显示前列腺癌是西方男性最普遍的癌症,也是导致男性癌症死亡第二位的原因。前列腺癌的发病率逐渐减少(从 2000 年至 2006 年以每年 2.4％的比例下降),主要是由于临床前列腺特异抗原(PSA)检测的大规模应用。然而 PSA 并不能充分预测前列腺癌治疗反应和后续治疗选择,Moltzahn 等人利用 RT‐PCR 方法,更灵敏与特异性识别血清 miRNAs 特征,这可能与前列腺癌后期诊断有关。为了更进一步补充和完善筛查前列腺癌的生物标记物,在一个小鼠移植瘤模型实验中植入人类前列腺癌细胞,Mitchell 等人证明了人类肿瘤源性的 miR‐629 和 miR‐660 移植瘤小鼠的存在。这项研究证实 miRNAs 原支配地位的异种移植可以进入体液循环,并在血清和血浆样品中可以方便、灵敏地检测到。更进一步研究表明,血清 miR‐141 表达的检测可用于从健康对照组中区分前列腺癌患者。此外,Gonzales 等表明,在前列腺癌患者血浆中 miR‐141 与其他临床验证生物标记物相关性最好,如 PSA、循环肿瘤细胞(CTC)和乳酸脱氢酶(LDH),从而使其成为一个非常有潜力的肿瘤标记物[33]。

以全人类的 microRNA 微阵列芯片为基础的实验结果显示,与正常对照组相比前列腺癌患者第 3 期和 4 期中 15 个血清 miRNA 过表达。数据还显示前列腺癌患者轻度升高的血清 miR‐141 表达与 Mitchell 的结果一致[34]。最近 Brase 等筛选 667 例前列腺癌患者的血清 miRNAs,结果显示其中循环 miR‐375 和 miR‐141 与晚期前列腺癌高度相关[35]。另一研究前列腺癌患者血清中 miR‐141 显著高于局部晚期疾病患者,然而转移性前列腺癌患者血浆中 miR‐21 和 miR‐221 明显过表达。目前在雄激素非依赖性前列腺癌(ADPC)和激素难治性前列腺癌(HRPC)患者已检测到血清中 miR‐21 提高,尤其是在那些耐多西紫杉醇为基础的化疗患者身上,说明血清中 miR‐21 具有潜在预测以多西紫杉醇为基础的化疗方法来治疗前列腺癌患者的有效性及敏感性[36]。

3.5　乳腺癌中的分泌性 miRNAs

乳腺癌在女性中是很常见且频发的一种癌症类型。常规的乳房钼靶射线是诊断乳腺癌的金标准,并且通过早期诊断率获得预后改善。乳腺癌的分子生物学标记物如人类表皮生长因子 2 和雌激素受体检测,对曲妥单抗和三苯氧胺等临床个性化治疗提供了可能。但当今的生物学标记物和诊断手段都有其局限性:预后不准确、敏感性低和假阳性率。乳腺癌中对循环 miRNAs 初步研究表明血清中 miR-155 表达量在肿瘤孕酮受体阳性组较阴性组明显增多。为找到恶性肿瘤的特异性标记物,Heneghan 等发现循环的 miR-195 在乳腺癌中高表达,从而也使其与前列腺癌、结肠癌和肾癌以及黑色素瘤区分开来,并且准确度为 88%[37]。此外研究发现血浆中 miR-21、miR-106a 和 miR-155 在乳腺癌中也是过表达的,且可能与乳腺癌的临床病理有关。有研究表明乳腺癌患者循环 miR-21 和 miR-29a 表达升高。在美国白种人群中发现早期乳腺癌患者中循环 miRNAs 异常表达有 31 种(17 个高表达、14 个低表达),而在美国黑种人群中只有 18 种 miRNAs 表达异常(9 个高表达 9 个低表达)。在两人群的比较中发现只有 2 种不同的 miRNAs 是相似的,表明对不同种族乳腺癌病人中循环 miRNAs 可能是独一无二的。现在的研究结果提示不远以后将可利用循环血清中 miRNAs 进行更早更快捷的乳腺癌筛选与诊断。

3.6　肝细胞癌和胰腺癌中的分泌性 miRNAs

肝脏是机体新陈代谢重要的一个器官,需要频繁地承受诸如病毒感染、酗酒、有毒化学物等各种损害。而肝细胞癌则呈现多种类型、恶性程度高并且预后差,尽快找到早期诊断肝癌的敏感且可靠的生物标记,Li 等人收集了 513 份血清样品分为 HBV 组、HCV 组、HCC 患者和对照组,寻求早期诊断肿瘤的生物标记物,发现血清中 miR-375 和 miR-92a 可能是 HBV 特异性 miRNAs,而 miR-25/miR-375/let-7f 能够从正常对照组中区分 HCC[38]。研究表明血清中的特异 miRNA 标记物可以作为 HBV 感染或 HCC 的一种新的非侵入性的生物标记物检测手段。研究显示传统的肝功能测试中转氨酶发生改变之前血浆 miR-122 已经表达异常,miR-122 可作为 HBV、酒精性和化学诱导性的肝损害特异性的生物标记物。在 HCC 和慢性肝炎患者中 miR-21,122 和 223 的表达量明显升高,虽然这些标记物对 HCC 的发现不是特异性的。另外在 HCC 和肝硬化患者血清中 miR-885-5p 过表达,表明 miR-885-5p 可以作为肝脏发生病变的标记物。

Yamamoto 定义 miR-500 为肝癌中的癌胚 miRNA,癌胚 miRNA 在胚胎发育中表达但在 HCC 患者血清中可以检测到。HCC 病人外科切除肿瘤后血清中 miR-500 表达升高[39,40]。另外研究表明 HCC 病人血清中 miR-221 的表达水平与肿瘤大小、疾病程度和不良预后有关。病人血清中 miR-16 表达降低能够区分 HCC 病人和慢性肝炎病人,在 HCC 的诊断检测中,血清 miR-16 已经相对于传统的标记物例如甲胎蛋白,miR-16 的敏感性和特异性更好[41]。

胰腺癌最容易诊断发现的时期已属晚期,且预后差、大多恶性,找到早期特异、敏感的生物标记,对胰腺癌的治疗及降低死亡率方面都有很大意义。Wang 发现血浆中 4 个已知过表达的 miRNAs(miR-21/210/155/196a)能够区分胰腺癌患者和健康人。Ho 等人通过队列研究验证了胰腺癌患者血浆中 miR-210 的过表达[42,43]。

3.7 卵巢癌、口腔鳞状细胞癌以及横纹肌肉瘤中的分泌性 miRNAs

卵巢癌在女性恶性肿瘤发病率排在第二位,在妇科癌症中死亡率最高,同时也是女性患者癌症死亡率的第五位,占总死亡率的 5%。缺乏对卵巢癌的早期诊断,导致过半的卵巢癌患者在 55～74 岁年龄段死亡,大约四分之一的卵巢癌患者在 35～54 岁之间死亡[44]。因此找到能早期诊断卵巢癌的生物学标记物非常迫切。Taylor 等人首先在确诊为卵巢癌患者中研究循环的外来体 miRNAs,从卵巢癌患者血清与组织中比较 8 种循环 miRNAs 表达情况,显示 miRNAs 在外来体循环和肿瘤细胞内环境中表达相似,由此可区别良恶性卵巢癌[45]。Michael 在另一项检测中也证实血清中的某些特异 miRNAs 可作为卵巢癌生物标记物。另外一组由 28 个卵巢癌患者组成的队列研究中,与对照组相比卵巢癌患者血清中有 5 种 miRNAs(miR‐21/92/93/126/29a)的表达量明显上升,三种 miRNAs (miR‐155/127/99b)的表达量显著降低。

　　虽然口腔鳞状细胞癌发病率不高,但其恶性程度很高且可以侵袭转移引起头颅和颈部恶性肿瘤。当前诊断技术局限性,大约 50% 的患者在临床 III 期和 IV 期才被确诊[46]。在舌鳞状细胞癌患者组织和血浆中 miR‐184 明显增多。Liu 等人发现在口腔鳞状细胞癌患者与健康人相比前者血浆中 miR‐31 表达量明显升高,但在肿瘤切除后血浆中 miR‐31 量较前降低,表明 miR‐31 可以作为口腔鳞状细胞癌检测及诊断的一个重要生物标记[47]。Skog 首先在胶质母细胞瘤中检测分泌性 miRNAs。他们在神经胶质瘤的分泌性囊泡中发现了 11 种表达丰富的 miRNAs,虽然在亲代细胞囊泡中的表达量较低,但仍预示着异常表达的 miRNAs 可能与恶性肿瘤有关。研究更为深入的一种肿瘤 miRNA‐miR‐21,在多种肿瘤中异常表达,近来发现其在恶性胶质瘤患者血清囊泡中的含量明显多于健康人。

　　横纹肌肉瘤至今仍缺乏有效的血清学标记物,而研究发现循环 miRNAs 是一种可能的潜在标记物。一项研究发现横纹肌细胞特异性的 miR‐206 在横纹肌肉瘤患者比其他肿瘤患者的表达量明显增多,推测以后可通过一个简单的血样测试就能够诊断出早期横纹肌肉瘤[48]。

4. 总结

　　肿瘤是一种死亡率很高的疾病。临床各科医师最严峻的问题是在早期阶段的癌症筛选和确诊,并评估癌症患者的治疗反应。由于上述

miRNAs 生物学功能,特别是在关于体液中 miRNA 的检测,提供了千载难逢的机会确定更为敏感特异的肿瘤生物标志物。越来越多的证据表明分泌性 miRNAs 是体液中可靠的生物标志,用于早期癌症治疗以及治疗反应的预测。临床上实现分泌 miRNAs 作为确切的肿瘤标志物,仍有几个重要的问题需要进一步探讨。例如:需要更多的样本,更多的前瞻性临床试验和长期的评估样本来验证这些结果。完善的肿瘤生物标志物与循环的 miRNAs 不同组合,将有助于增加癌症检测的特异性和敏感性。建立标准化的体液 miRNAs 检测方法是必要的,可减少在不同个体中的测定误差。虽然分泌性 miRNAs 作为肿瘤标志物在临床上的广泛使用还需要更多时间,但相信 miRNAs 更多的潜在功能使其不仅会改变癌症领域检测和治疗,并会在其他的疾病诊治当中发挥更重要的作用。

参考文献

[1] HAVENS M A, REICH A A, DUELLI D M, et al. Biogenesis of mammalian microRNAs by a non-canonical processing pathway [J]. Nucleic acids research, 2012, 40(10): 4626 - 4640.

[2] CHEN X, BA Y, MA L, et al. Characterization of microRNAs in serum: a novel class of biomarkers for diagnosis of cancer and other diseases [J]. Cell research, 2008, 18(10): 997 - 1006.

[3] MITCHELL P S, PARKIN R K, KROH E M, et al. Circulating microRNAs as stable blood-based markers for cancer detection [J]. Proceedings of the National Academy of Sciences of the United States of America, 2008, 105(30): 10513 - 10518.

[4] KOSAKA N, IZUMI H, SEKINE K, et al. microRNA as a new immune-regulatory agent in breast milk [J]. Silence, 2010, 1(1): 7.

[5] EL-HEFNAWY T, RAJA S, KELLY L, et al. Characterization of amplifiable, circulating RNA in plasma and its potential as a tool for cancer diagnostics [J].

Clinical chemistry, 2004, 50(3): 564 - 573.

[6] VALADI H, EKSTROM K, BOSSIOS A, et al. Exosome-mediated transfer of mRNAs and microRNAs is a novel mechanism of genetic exchange between cells [J]. Nature cell biology, 2007, 9(6): 654 - 659.

[7] HUNTER M P, ISMAIL N, ZHANG X, et al. Detection of microRNA expression in human peripheral blood microvesicles [J]. PloS one, 2008, 3(11): e3694.

[8] KOSAKA N, IGUCHI H, YOSHIOKA Y, et al. Competitive interactions of cancer cells and normal cells via secretory microRNAs [J]. The Journal of biological chemistry, 2012, 287(2): 1397 - 1405.

[9] MA L, TERUYA - FELDSTEIN J, WEINBERG R A. Tumour invasion and metastasis initiated by microRNA - 10b in breast cancer [J]. Nature, 2007, 449 (7163): 682 - 688.

[10] GONG C, YAO Y, WANG Y, et al. Up-regulation of miR - 21 mediates resistance to trastuzumab therapy for breast cancer [J]. The Journal of biological chemistry, 2011, 286(21): 19127 - 19137.

[11] CHUNG G E, YOON J H, MYUNG S J, et al. High expression of microRNA - 15b predicts a low risk of tumor recurrence following curative resection of hepatocellular carcinoma [J]. Oncology reports, 2010, 23(1): 113 - 119.

[12] SCHWIND S, MAHARRY K, RADMACHER M D, et al. Prognostic significance of expression of a single microRNA, miR - 181a, in cytogenetically normal acute myeloid leukemia: a Cancer and Leukemia Group B study [J]. Journal of clinical oncology: official journal of the American Society of Clinical Oncology, 2010, 28(36): 5257 - 5264.

[13] GUO H Q, HUANG G L, GUO C C, et al. Diagnostic and prognostic value of circulating miR - 221 for extranodal natural killer/T - cell lymphoma [J]. Disease markers, 2010, 29(5): 251 - 258.

[14] TANAKA M, OIKAWA K, TAKANASHI M, et al. Down-regulation of miR -

92 in human plasma is a novel marker for acute leukemia patients [J]. PloS one, 2009, 4(5): e5532.

[15] OHYASHIKI J H, UMEZU T, KOBAYASHI C, et al. Impact on cell to plasma ratio of miR - 92a in patients with acute leukemia: in vivo assessment of cell to plasma ratio of miR - 92a [J]. BMC research notes, 2010, 3(1): 1 - 8.

[16] MOUSSAY E, PALISSOT V, VALLAR L, et al. Determination of genes and microRNAs involved in the resistance to fludarabine in vivo in chronic lymphocytic leukemia [J]. Molecular cancer, 2010, 9(1): 115.

[17] HU Z, CHEN X, ZHAO Y, et al. Serum microRNA signatures identified in a genome-wide serum microRNA expression profiling predict survival of non-small-cell lung cancer [J]. Journal of clinical oncology: official journal of the American Society of Clinical Oncology, 2010, 28(10): 1721 - 1726.

[18] XIE L, CHEN X, WANG L, et al. Cell-free miRNAs may indicate diagnosis and docetaxel sensitivity of tumor cells in malignant effusions [J]. BMC cancer, 2010, 10(1): 591.

[19] WANG Z X, BIAN H B, WANG J R, et al. Prognostic significance of serum miRNA - 21 expression in human non-small cell lung cancer [J]. Journal of surgical oncology, 2011, 104(7): 847 - 851.

[20] LIU X G, ZHU W Y, HUANG Y Y, et al. High expression of serum miR - 21 and tumor miR - 200c associated with poor prognosis in patients with lung cancer [J]. Medical oncology, 2012, 29(2): 618 - 626.

[21] SHEN J, LIU Z, TODD N W, et al. Diagnosis of lung cancer in individuals with solitary pulmonary nodules by plasma microRNA biomarkers [J]. BMC cancer, 2011, 11(1): 374.

[22] SHEN J, TODD N W, ZHANG H, et al. Plasma microRNAs as potential biomarkers for non-small-cell lung cancer [J]. Laboratory investigation: a journal of technical methods and pathology, 2011, 91(4): 579 - 587.

[23] FOSS K M, SIMA C, UGOLINI D, et al. miR - 1254 and miR - 574 - 5p:

serum-based microRNA biomarkers for early-stage non-small cell lung cancer [J]. Journal of thoracic oncology: official publication of the International Association for the Study of Lung Cancer, 2011, 6(3): 482 - 488.

[24] SILVA J, GARCIA V, ZABALLOS A, et al. Vesicle-related microRNAs in plasma of nonsmall cell lung cancer patients and correlation with survival [J]. The European respiratory journal: official journal of the European Society for Clinical Respiratory Physiology, 2011, 37(3): 617 - 623.

[25] JEMAL A, SIEGEL R, XU J, et al. Cancer statistics, 2010 [J]. CA: a cancer journal for clinicians, 2010, 60(5): 277 - 300.

[26] LUO X, BURWINKEL B, TAO S, et al. MicroRNA signatures: novel biomarker for colorectal cancer? [J]. Cancer epidemiology, biomarkers & prevention: a publication of the American Association for Cancer Research, cosponsored by the American Society of Preventive Oncology, 2011, 20 (7): 1272 - 1286.

[27] HUANG Z, HUANG D, NI S, et al. Plasma microRNAs are promising novel biomarkers for early detection of colorectal cancer [J]. International journal of cancer Journal international du cancer, 2010, 127(1): 118 - 126.

[28] CHENG H, ZHANG L, COGDELL D E, et al. Circulating plasma MiR - 141 is a novel biomarker for metastatic colon cancer and predicts poor prognosis [J]. PloS one, 2011, 6(3): e17745.

[29] MOGHIMI - DEHKORDI B, SAFAEE A, ZALI M R. Survival rates and prognosis of gastric cancer using an actuarial life-table method [J]. Asian Pacific journal of cancer prevention: APJCP, 2008, 9(2): 317 - 321.

[30] OHSHIMA K, INOUE K, FUJIWARA A, et al. Let - 7 microRNA family is selectively secreted into the extracellular environment via exosomes in a metastatic gastric cancer cell line [J]. PloS one, 2010, 5(10): e13247.

[31] TSUJIURA M, ICHIKAWA D, KOMATSU S, et al. Circulating microRNAs in plasma of patients with gastric cancers [J]. British journal of cancer, 2010,

102(7)：1174－1179.

[32] LIU R，ZHANG C，HU Z，et al. A five-microRNA signature identified from genome-wide serum microRNA expression profiling serves as a fingerprint for gastric cancer diagnosis ［J］. European journal of cancer，2011，47（5）：784－791.

[33] GONZALES J C，FINK L M，GOODMAN O B，JR.，et al. Comparison of circulating MicroRNA 141 to circulating tumor cells，lactate dehydrogenase，and prostate-specific antigen for determining treatment response in patients with metastatic prostate cancer ［J］. Clinical genitourinary cancer，2011，9(1)：39－45.

[34] LODES M J，CARABALLO M，SUCIU D，et al. Detection of cancer with serum miRNAs on an oligonucleotide microarray ［J］. PloS one，2009，4(7)：e6229.

[35] BRASE J C，JOHANNES M，SCHLOMM T，et al. Circulating miRNAs are correlated with tumor progression in prostate cancer ［J］. International journal of cancer Journal international du cancer，2011，128(3)：608－616.

[36] ZHANG H L，YANG L F，ZHU Y，et al. Serum miRNA－21：elevated levels in patients with metastatic hormone-refractory prostate cancer and potential predictive factor for the efficacy of docetaxel-based chemotherapy ［J］. The Prostate，2011，71(3)：326－331.

[37] HENEGHAN H M，MILLER N，KELLY R，et al. Systemic miRNA－195 differentiates breast cancer from other malignancies and is a potential biomarker for detecting noninvasive and early stage disease ［J］. The oncologist，2010，15(7)：673－682.

[38] LI L M，HU Z B，ZHOU Z X，et al. Serum microRNA profiles serve as novel biomarkers for HBV infection and diagnosis of HBV-positive hepatocarcinoma ［J］. Cancer research，2010，70(23)：9798－9807.

[39] GUI J，TIAN Y，WEN X，et al. Serum microRNA characterization identifies miR－885－5p as a potential marker for detecting liver pathologies ［J］. Clinical

science, 2011, 120(5): 183 – 193.

[40] YAMAMOTO Y, KOSAKA N, TANAKA M, et al. MicroRNA – 500 as a potential diagnostic marker for hepatocellular carcinoma [J]. Biomarkers: biochemical indicators of exposure, response, and susceptibility to chemicals, 2009, 14(7): 529 – 538.

[41] QU K Z, ZHANG K, LI H, et al. Circulating microRNAs as biomarkers for hepatocellular carcinoma [J]. Journal of clinical gastroenterology, 2011, 45(4): 355 – 360.

[42] WANG J, CHEN J, CHANG P, et al. MicroRNAs in plasma of pancreatic ductal adenocarcinoma patients as novel blood-based biomarkers of disease [J]. Cancer prevention research, 2009, 2(9): 807 – 813.

[43] HO A S, HUANG X, CAO H, et al. Circulating miR – 210 as a Novel Hypoxia Marker in Pancreatic Cancer [J]. Translational oncology, 2010, 3 (2): 109 – 113.

[44] YIN M, LI C, LI X, et al. Over-expression of LAPTM4B is associated with poor prognosis and chemotherapy resistance in stages III and IV epithelial ovarian cancer [J]. Journal of surgical oncology, 2011, 104(1): 29 – 36.

[45] TAYLOR D D, GERCEL – TAYLOR C. MicroRNA signatures of tumor-derived exosomes as diagnostic biomarkers of ovarian cancer [J]. Gynecologic oncology, 2008, 110(1): 13 – 21.

[46] YU T, WU Y, HELMAN J I, et al. CXCR4 promotes oral squamous cell carcinoma migration and invasion through inducing expression of MMP – 9 and MMP – 13 via the ERK signaling pathway [J]. Molecular cancer research: MCR, 2011, 9(2): 161 – 172.

[47] LIU C J, KAO S Y, TU H F, et al. Increase of microRNA miR – 31 level in plasma could be a potential marker of oral cancer [J]. Oral diseases, 2010, 16(4): 360 – 364.

[48] MIYACHI M, TSUCHIYA K, YOSHIDA H, et al. Circulating muscle-specific

microRNA，miR－206，as a potential diagnostic marker for rhabdomyosarcoma [J]．Biochemical and biophysical research communications，2010，400（1）：89－93.